国家卫生健康委员会"十四五"规划教材

全国高等学校教材
供卫生管理及相关专业用

卫生管理实训教程

Health Management Practices

主　编　梁万年
副主编　程　薇　席　彪　朱纪明

编　委（以姓氏笔画为序）

马伟杭　浙江省医院协会
王亚东　首都医科大学公共卫生学院
王家骥　南方医科大学第七附属医院
王皓翔　中山大学公共卫生学院
代　涛　国家卫生健康委统计信息中心
朱纪明　清华大学万科公共卫生与健康学院
应争先　东阳市人民医院
张朝阳　中国农村卫生协会
罗思童　清华大学万科公共卫生与健康学院
赵丽颖　北京中医药大学管理学院
姚克勤　深圳市康宁医院
席　彪　河北医科大学河北省健康发展研究中心
梁万年　清华大学万科公共卫生与健康学院
董关鹏　中国传媒大学国家公共关系与战略传播研究院
程　薇　北京中医药大学管理学院
曾华堂　深圳市卫生健康发展研究和数据管理中心
谢瑞瑾　安徽医科大学卫生管理学院
魏国庆　浙江大学医学院附属第一医院

秘　书　赵丽颖（兼）　罗思童（兼）

人民卫生出版社
·北　京·

图书在版编目（CIP）数据

卫生管理实训教程 / 梁万年主编. — 北京：人民
卫生出版社，2024.6
全国高等学校卫生管理专业第三轮规划教材
ISBN 978-7-117-36361-7

Ⅰ.①卫⋯ Ⅱ.①梁⋯ Ⅲ.①卫生管理学 – 高等学校
– 教材 Ⅳ.①R19

中国国家版本馆 CIP 数据核字（2024）第 111202 号

人卫智网	www.ipmph.com	医学教育、学术、考试、健康，
		购书智慧智能综合服务平台
人卫官网	www.pmph.com	人卫官方资讯发布平台

卫生管理实训教程

Weisheng Guanli Shixun Jiaocheng

主　　编：梁万年
出版发行：人民卫生出版社（中继线 010-59780011）
地　　址：北京市朝阳区潘家园南里 19 号
邮　　编：100021
E - mail：pmph @ pmph.com
购书热线：010-59787592　010-59787584　010-65264830
印　　刷：河北宝昌佳彩印刷有限公司
经　　销：新华书店
开　　本：850×1168　1/16　印张：8
字　　数：226 千字
版　　次：2024 年 6 月第 1 版
印　　次：2024 年 7 月第 1 次印刷
标准书号：ISBN 978-7-117-36361-7
定　　价：45.00 元

打击盗版举报电话：010-59787491　E-mail：WQ @ pmph.com
质量问题联系电话：010-59787234　E-mail：zhiliang @ pmph.com
数字融合服务电话：4001118166　　E-mail：zengzhi @ pmph.com

全国高等学校卫生管理专业
第三轮规划教材修订说明

我国卫生管理专业创办于 1985 年，第一本卫生管理专业教材出版于 1987 年，时至今日已有 36 年的时间。随着卫生管理事业的快速发展，卫生管理专业人才队伍逐步壮大，在教育部、国家卫生健康委员会的领导和支持下，教材从无到有、从少到多、从有到精。2002 年，人民卫生出版社成立了第一届卫生管理专业教材专家委员会。2005 年出版了第一轮卫生管理专业规划教材，其中单独编写教材 10 种，与其他专业共用教材 5 种。2011 年，人民卫生出版社成立了第二届卫生管理专业教材评审委员会。2015 年出版了第二轮卫生管理专业规划教材，共 30 种，其中管理基础课程教材 7 种，专业课程教材 17 种，选择性课程教材 6 种。这套教材出版以来，为我国卫生管理人才的培养，以及医疗卫生管理事业教育教学的科学化、规范化管理作出了重要贡献，受到广大师生和卫生专业人员的广泛认可。

为了推动我国卫生管理专业的发展和学科建设，更好地适应和满足我国卫生管理高素质复合型人才培养，以及贯彻 2020 年国务院办公厅发布《关于加快医学教育创新发展的指导意见》对加快高水平公共卫生人才培养体系建设，提高公共卫生教育在高等教育体系中的定位要求，认真贯彻执行《高等学校教材管理办法》，从 2016 年 7 月开始，人民卫生出版社决定组织全国高等学校卫生管理专业规划教材第三轮修订编写工作，成立了第三届卫生管理专业教材评审委员会，并进行了修订调研。2021 年 7 月，第三轮教材评审委员会和人民卫生出版社共同组织召开了全国高等学校卫生管理专业第三轮规划教材修订论证会和评审委员会，拟定了本轮规划教材品种 23 本的名称。2021 年 10 月，在武汉市召开了第三轮规划教材主编人会议，正式开启了整套教材的编写工作。

本套教材的编写，遵循"科学规范、继承发展、突出专业、培育精品"的基本要求，在修订编写过程中主要体现以下原则和特点。

1. 贯彻落实党的二十大精神，加强教材建设和管理　二十大报告明确指出，人才是第一资源，教育是国之大计、党之大计，要全面贯彻党的教育方针、建设高质量教育体系、办好人民满意的教育，落脚点就是教材建设。在健康中国战略背景下，卫生管理专业有了新要求、新使命，加强教材建设和管理，突出中国卫生事业改革的成就与特色，总结中国卫生改革的理念和实践经验，正当其时。

2.凸显专业特色,体现创新性和实用性 本套教材紧扣本科卫生管理教育培养目标和专业认证标准;立足于为我国卫生管理实践服务,紧密结合工作实际;坚持辩证唯物主义,用评判性思维,构建凸显卫生管理专业特色的专业知识体系,渗透卫生管理专业精神。第三轮教材在对经典理论和内容进行传承的基础上进行创新,提炼中国卫生改革与实践中普遍性规律。同时,总结经典案例,通过案例进行教学,强调综合实践,通过卫生管理实验或卫生管理实训等,将卫生管理抽象的知识,通过卫生管理综合实训或实验模拟课程进行串联,提高卫生管理专业课程的实用性。以岗位胜任力为目标,培养卫生领域一线人才。

3.课程思政融入教材思政 育人的根本在于立德,立德树人是教育的根本任务。专业课程和专业教材与思想政治理论教育相融合,践行教育为党育人、为国育才的责任担当。通过对我国卫生管理专业发展的介绍,总结展示我国近年来的卫生管理工作成功经验,引导学生坚定文化自信,激发学习动力,促进学生以德为先、知行合一、敢于实践、全面发展,培养担当民族复兴大任的时代新人。

4.坚持教材编写原则 坚持贯彻落实人民卫生出版社在规划教材编写中通过实践传承的"三基、五性、三特定"的编写原则:"三基"即基础理论、基本知识、基本技能;"五性"即思想性、科学性、先进性、启发性、适用性;"三特定"即特定的对象、特定的要求、特定的限制。在前两轮教材的基础上,为满足新形势发展和学科建设的需要,与实践紧密结合,本轮教材对教材品种、教材数量进行了整合优化,增加了《中国卫生发展史》《卫生管理实训教程》。

5.打造立体化新形态的数字多媒体教材 为进一步推进教育数字化、适应新媒体教学改革与教材建设的新要求,本轮教材采用纸质教材与数字资源一体化设计的"融合教材"编写出版模式,增加了多元化数字资源,着力提升教材纸数内容深度结合、丰富教学互动资源,充分发挥融合教材的特色与优势,整体适于移动阅读与学习。

第三轮卫生管理专业规划教材系列将于2023年秋季陆续出版发行,配套数字内容也将同步上线,供全国院校教学选用。

希望广大院校师生在使用过程中多提宝贵意见,为不断提高教材质量,促进教材建设发展,为我国卫生管理及相关专业人才培养作出新贡献。

全国高等学校卫生管理专业
第三届教材评审委员会名单

顾　　问　李　斌

主 任 委 员　梁万年　张　亮

副主任委员　孟庆跃　胡　志　王雪凝　陈　文

委　　员　（按姓氏笔画排序）

马安宁　王小合　王长青　王耀刚　毛　瑛
毛宗福　申俊龙　代　涛　冯占春　朱双龙
邬　洁　李士雪　李国红　吴群红　张瑞华
张毓辉　张鹭鹭　陈秋霖　周尚成　黄奕祥
程　峰　程　薇　傅　卫　潘　杰

秘　　书　姚　强　张　燕

主编简介

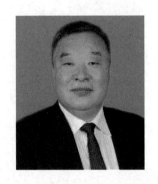

梁万年

现任清华大学万科公共卫生与健康学院常务副院长、健康中国研究院院长，清华大学万科讲席教授，医学博士，博士研究生导师。曾任首都医科大学副校长、北京市卫生局常务副局长、卫生部应急办公室主任、国务院医改办专职副主任、国家卫生健康委员会体制改革司司长等职。国务院政府特殊津贴获得者，国家级有突出贡献中青年专家，曾获"全国抗击新冠肺炎疫情先进个人""全国抗震救灾模范"称号。现兼任国家卫生健康委疫情应对处置工作领导小组专家组组长、世界卫生组织《国际卫生条例》突发事件委员会委员、清华大学—《柳叶刀》"中国健康扶贫"特邀报告专家委员会委员、*Global Transitions* 期刊总编辑、《中国全科医学》杂志主编、公共安全科学技术学会公共卫生安全与健康专业委员会主任委员、中国医师协会副会长、中国医师协会全科医师分会会长。主要从事卫生政策、卫生改革与管理、流行病与卫生统计学、社区卫生服务、全科医学等领域的教学与研究工作。

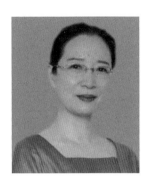

程　薇

教授，博士研究生导师，兼任深圳北京中医药大学研究院执行院长。北京市教育系统"教书育人先锋"，北京高等学校优秀专业课（公共课）主讲教师。世界中医药学会联合会中医药管理研究专业委员会会长、中国卫生经济学会常务理事、中国卫生经济学会卫生服务成本与价格专业委员会副主任委员、北京市卫生经济学会副会长等。曾任北京中医药大学管理学院院长，财务处处长。主要研究方向：卫生财务管理、医院运营管理、卫生政策与管理、卫生总费用等。主编国家级规划教材及其他教材4部，出版专著4部、译著1部。获"HRP医院运营管理沙盘"等发明专利4项，《医院沙盘运营3D虚拟仿真系统》等软件著作权5项。以第一作者或通信作者发表SCI及核心期刊论文百余篇。

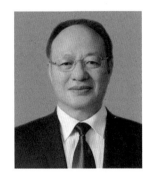

席　彪

教授，主任医师，河北医科大学医学教育专业博士研究生导师，社会医学与卫生事业管理专业硕士研究生导师，河北新型智库河北省健康发展研究中心首席专家、执行主任。中华医学会全科医学分会常务委员、中华医学会全科医学分会基层卫生健康学组组长，健康中国行动推进委员会专家咨询委员会委员，全国卫生健康职业教育教学指导委员会专家、健康管理与促进类专业指导委员会副主任委员，中国卫生信息与健康医疗大数据学会委员等。出版著作66部，编写教材16部，发表论文126篇，承担政策研究、医学教育、全科医学、卫生管理研究课题38项。

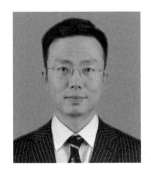

朱纪明

清华大学万科公共卫生与健康学院博士研究生导师，高层次留学人才回国资助获得者。牛津大学卫生经济学课程负责人。北京大学元培计划实验班本科，牛津大学硕士、博士（硕博期间均获得全额奖学金）、博士后。世界卫生组织技术咨询专家组成员，中华预防医学会盆底功能障碍防治专业委员会副主任委员，中国卫生经济学会日间医学经济与管理分会副会长。曾任世界银行顾问，美国中华医学基金会研究专员与顾问。主要研究方向：卫生政策与管理，人工智能和医学教育，卫生经济学。在《柳叶刀》等顶级期刊上发表过多篇高水平文章。主持国家卫生健康委员会、国家自然科学基金委员会（重大项目子课题）、国家社会科学基金、比尔及梅琳达·盖茨基金会、美国中华医学基金会等资助的多个科研项目。

前　言

中共中央宣传部、教育部联合印发的《面向2035高校哲学社会科学高质量发展行动计划》中指出，要充分发挥高校作用，不断推进知识创新、理论创新、方法创新，建构中国自主的知识体系，更好回答中国之问、世界之问、人民之问、时代之问，更好彰显中国之路、中国之治、中国之理。要推动中国特色案例建设，充分发挥案例教学重要育人作用。管理学科教育作为"新文科"，应用案例开展管理实践教学尤为重要，管理学科教学改革中应推行基于问题、基于项目、基于案例的教学方法和学习方法，探索"新文科"人才培养模式。

本教材以育人为本，以立德树人为宗旨，以卫生管理思维培养为主要目标，以卫生管理中的痛点、难点为切入口，以问题为导向，以实训为特色，采用案例加实训的形式编写，其中案例突出体现时代特色，讲中国故事、中国创造、中国医改。通过案例学习让学生了解当前卫生管理重点，学习遇到问题、解决问题的思维逻辑。在案例的基础上设计了实训内容，通过实训让学生实践管理过程、引申管理思考、训练管理决策、培养管理思维。此外，教材每个模块最后列出相关的政策要点和知识要点，供学生在实训过程中学习，同时温习以前所学知识，达到理论与实践相统一，培养具有家国情怀、管理思维、创新精神、实践能力的卫生管理专业人才。

本教材编写包括宏观管理、卫生专题管理、微观管理三大主题，共十个模块内容。其中，宏观管理主题包括三医联动、医联体建设和区域卫生规划三个模块，这三个模块可以充分体现新时期中国医改的目标与特色；卫生专题管理主题涵盖五个模块，包括卫生应急管理、卫生项目管理与评价、医院风险沟通、家庭医生签约服务管理以及医院薪酬制度改革，从公共卫生、项目管理、风险管理、人力资源管理等不同的方面体现我国卫生管理面临的问题与挑战，提出解决问题的基本管理逻辑与策略；微观管理主题以医院管理为例，包括医院业务管理和医院运营管理两大模块，高水平的业务管理和运营管理是医院高质量发展两大必备条件。

本教材具体编写原则及特色如下：

（1）实践性：实践性是本教材区分其他教材的根本特性。通过实训案例和实训任务搭建卫生管理沉浸式学习场景，学生在实训中学习、在学习中思考，理解管理奥秘，建立管理思维，提升管理素养。

（2）融合性：将卫生管理专业系列规划教材内容进行交叉融合，让学生通过案例思考和实训模拟形成整体知识脉络，提升管理能力，启发管理思维。

（3）创新性：以我国医改过程及管理实践过程中的痛点和难点为切入口，以问题为导向，具有突出的时代特色；在案例场景的基础上，突出实训性、互动性，促进教与学的模式创新与改革。

（4）启发性：以卫生管理痛点和难点问题为引导，提出卫生管理关键问题启发学生思考，并在模拟实战中探寻答案，建立发现问题、解决问题的管理思维与能力。

本教材主要面向卫生管理专业本科教学使用，各学校可以在本科学习末尾阶段开设单独的卫生管理实训课程，根据课程及师资等情况选择全部或部分模块进行讲授与实训，也可以将本教材作为辅助教材穿插于已开设课程中进行实训使用。此外，本教材也可以作为研究生教育、在职培训的教学和培训教材使用。

本教材的编写人员遴选了我国卫生管理领域的知名专家，这些专家既具有扎实的理论基础，更具有丰富的实践经验，保证了教材的前沿性、特殊性与实践性。教材由本人担任主编，确定教材编写的目标、形式与内容提纲，并统筹负责全书的定稿工作；由程薇、席彪、朱纪明担任副主编，协助主编完成教材的审核、修改等工作；各位编委负责具体模块的编写，在撰写过程中结合实践与思考，总结、提炼我国卫生管理面临的突出问题以及解决问题的基本管理思路等。本教材能够得以顺利出版，是全体编委经过数轮讨论、修改，不断共同努力的结果，在此表示衷心感谢！

本教材是在第三轮教材修订论证中首次确定编写的，是极具创新性的教材，编写工作挑战很大，需要许多一线的素材和相关案例人员参与。感谢王芳、谢世堂、王荣业、高荣、李孟斐、鲁心茵、邹颖波、桂亮、胡悒萍、杨海明、曹丽、杨利超、谢淑云、陈瑶等人在本书案例编写过程中提供的素材及提出的宝贵建议！感谢本书学术秘书赵丽颖、罗思童为本书撰写所付出的辛勤劳动！感谢严豪、霍茹、卢莹冰同学在参与核对、格式校对等工作中的辛苦付出！

在本书修订过程中，虽然编委团队精益求精、力求完美，但限于编委水平以及参考资料有限，难免存在疏漏和不足，敬请广大读者与同仁批评指正。

主编 梁万年

2024 年 1 月

目　录

模块一　三　医　联　动

一、实 训 目 标

通过"三医联动"案例及实训，主要实现如下教学目标。

1. 知识方面　理解我国医药卫生体制改革（以下简称"医改"）的背景、目标和措施，掌握深化医改中"三医联动"的内容、方法和路径，熟悉政府有关部门在医改中承担的职责等知识要点。

2. 能力方面　培养和提升学生政策解读能力、全面思考能力、分析和解决问题能力、实践操作能力、理论知识的理解与运用能力、组织沟通能力、分工协作能力、归纳总结能力、语言表达能力等综合能力。

3. 思想政治方面　培养学生坚持以人民为中心的发展思想，提升学生改革创新思维，培养"敢于啃硬骨头、敢于涉险滩"的精神，树立整体观、系统观、协调观。

二、实 训 框 架

医药卫生事业关系亿万人民的健康，关系千家万户的幸福，是重大民生问题。党和政府高度重视，始终把解决人民群众看病就医问题摆在突出位置。2009 年 3 月，我国启动新一轮医改，旨在通过改革建立符合我国国情的医药卫生体制。各地各部门围绕"破除以药补医、创新体制机制、充分调动医务人员积极性"三篇大文章，用中国式办法破解医改这个世界性难题。医疗、医保和医药"三医联动"的思路被明确为我国医改的总体思路。"三医联动"是指医疗体制改革、医保体制改革、药品流通体制改革联动，通俗地说即医疗、医保、医药改革联动，其中医保改革是基础、医疗改革是核心、医药改革是关键。"三医联动"总体框架如图 1-1 所示。

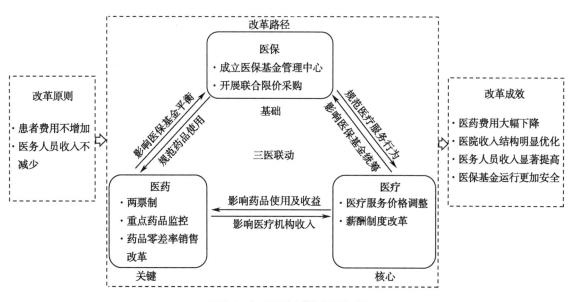

图 1-1　"三医联动"总体框架图

本实训案例以 S 市为例，分析其在医改之前医药卫生领域面临的问题及原因，详细阐述其统筹推进"三医联动"改革思路。S 市以公立医院改革为切入点，通过取消药品加成，破除以药补医机制，合理调整医疗服务价格，理顺医保管理体制，推进医保支付方式改革等，探索出"腾笼换鸟"改革路径，即"腾空间、调结构、保衔接"，建立起维护公益性、调动积极性、保障可持续的新机制，初步实现公立医院回归公益性质、医生回归看病角色、药品回归治病功能的目标。

实训任务采用角色扮演的方式，主要围绕为什么要调整医疗服务价格进行设计、思考和训练，并引申思考如何腾出用于调整医疗服务价格且不增加群众看病就医负担的利益空间。"三医联动"实训模块总体设计思路如图1-2所示。

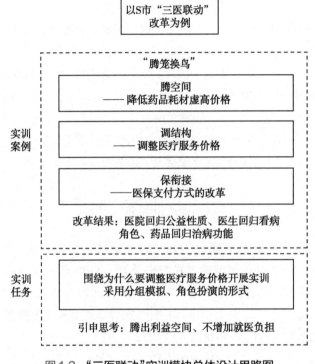

图1-2 "三医联动"实训模块总体设计思路图

三、实训案例

（一）案例背景

医疗费用持续上涨是世界各国面临的共同挑战，既有医学科技发展、现代医学进步带来的合理增长，也有过度检查、过度用药等机制形成的不合理增长，各国都会针对本国医药卫生体制存在的问题进行改革。医改是一项涉及面广、专业性强的复杂系统工程，是国家治理体系的重要方面，需要科学设计，找准突破口。

（二）案例内容

1. S 市医改前基本情况 S 市是老工业城市，人口约 260 万，离退休人员比例较高，经济总量和地方财政收入在全省居中等偏下水平，未富先老的现象较为突出，城镇职工医保赡养比（城镇职工医保赡养比 = 在职职工人数 / 退休职工人数）较低。2011 年，S 市的城镇职工医保赡养比为 2.06：1，并呈下降趋势。

2. S 市面临的问题 医保基金巨额亏损，患者医疗费用报销比例低，就医负担越来越重，影响医院可持续发展以及社会稳定。2010 年 S 市医保统筹基金亏损 1.44 亿元，2011 年亏损 2.08 亿元，约占全市本级财政收入的 15%；2011 年，欠付全市 22 家公立医院医药费 1 748 万余元。面对医保基金巨额亏损，S 市财政因收入少而无力实现兜底；S 市医院因医疗服务价格与全国和全省相比都处于比较低的水平，无法再通过降低服务价格弥补。因此，S 市公立医院发展状况面临"死循环"困境。

3. 问题原因及改革思路　面对医保基金穿底的严峻形势，S 市调研发现，医院医药收入增幅过高过快以及收入结构不合理是主要原因。2000—2011 年，全市 22 家县级及以上公立医院医药费用年均增长 16.6%，远超国内生产总值（GDP）和财政收入增长幅度；2011 年，S 市 22 家县级及以上公立医院总收入 16.9 亿元，其中药品耗材收入占总收入达 60%，医疗服务性收入（即医疗服务技术性收入，不含药品耗材等收入）仅占 18%。受药品加成政策的引导，价格越贵的药品卖得越多。此外，医院职工的绩效主要是收入减支出，多开药和多检查，收入就多，与提高医疗质量没有太多关系。

S 市针对以上问题产生的原因，决定以医药改革为突破口，统筹推进医疗、医保、医药"三医联动"改革，构建"腾空间、调结构、保衔接"的改革思路，在破除以药补医机制的同时，实现公立医院回归公益性质、医生回归看病角色、药品回归治病功能，改革的路径被总结为"腾笼换鸟"。

（1）腾空间：S 市调查发现，药厂生产的药品并非直接卖到医院，而是经过流通环节层层加价。例如 S 市本地药厂生产的一种药品，出厂价不到 6 元，本地不能直接购买，需要经过该药品的全国总代理、区域代理、省市县代理和医药代表等至少四个流通环节，卖到医院的价格达到 30 多元，医院再加价 15% 卖给患者。同品种、同规格和同剂型的药品在不同医院价格区别也很大。因此，S 市把 22 家县级以上公立医院组成一个采购体，实行联合限价采购，与药品企业谈判，以量换价，把药品价格降下来。通过采取两票制，即药品生产企业到流通企业开一次发票，流通企业到医疗机构开一次发票，减少药品流通环节的营销费用，降低药品虚高价格。同时，对医院临床使用的辅助性、营养性药品进行重点监控，对医院药品使用环节加强管理，进一步压缩药品虚高的费用。

（2）调结构：通过药品联合限价采购、两票制和重点药品监控，医院的医药费用明显下降。如果不采取配套政策，医院的总收入将下降，职工的收入也会下降，势必影响到医务人员的积极性，也对医院的可持续发展造成影响，改革将不可持续。为此，S 市把医药费用下降节约的空间，以及取消药品加成费用的空间，让位于提升体现医务人员技术劳务价值的医疗服务价格，使医院的总收入不减少，把改革前的医药费用置换成诊查费、护理费、手术费、中医药服务费等来补给医院，医院的收入结构明显优化，可支配收入明显增加，医务人员的待遇得到提高。

（3）保衔接：做好医保支付方式、财政补助和薪酬制度改革同步跟进。腾出药品费用总额的80% 用于提高医疗服务价格，增加医院和医务人员收入，20% 让利于患者，医疗服务收费增加部分纳入医保报销范围，不增加患者负担。

4. 改革决策过程及主要方案　医改工作涉及多个部门。2012 年，S 市组织发展改革委、财政局、人力资源和社会保障局、卫生局、物价局、食品药品监督管理局、医院等相关部门负责人召开会议，研究医改工作。食品药品监督管理局反对药品集中采购；医院反对取消药品（耗材）加成；医疗服务价格调整是省级价格部门的权限，市里无权调整；城镇职工和城镇居民医保归人力资源和社会保障部门管理，新型农村合作医疗由卫生部门管理，各部门难以达成一致意见。S 市委、市政府坚持问题导向，直击政府管理体制不顺、药价虚高、医保多头管理、重复参保、基金使用效益不高、医保基金严重亏损、医务人员不合理医疗行为和医疗信息不对称、不公开、不透明等问题，将公立医院回归公益性质、医生回归看病角色、药品回归治病功能作为改革的目标，授权一位市领导统一负责医改工作；组建市医疗保障基金管理中心，统筹药品集中招标采购、医疗服务价格调整和医疗保障政策制度设计；取消药品加成，开展公立医院综合改革和管理；牢牢把握医疗卫生事业公益性的基本原则，推动医疗、医保、医药"三医联动"配套改革。

（1）改革政府管理体制，履行政府办医责任

1）成立深化医药卫生体制改革领导小组：市、县两级党政"一把手"分别担任医改领导小组组长和第一副组长，将涉及医疗、医保、医药改革的职能部门集中由一名市领导分管。

2）履行政府投入责任：将公立医院的基本建设和大型设备购置、重点学科发展、人才培养、公共卫生服务等投入纳入财政预算，由政府承担投入责任。

（2）改革医药管理体制，切断流通利益链条

1）实行药品零差率销售：根据国家公立医院改革要求，22家县级及以上公立医院取消药品加成，实行零差率销售，从制度上破除以药补医机制。医院由此减少的药品加成收入，在不增加患者负担的前提下，通过调整医疗服务价格、财政补助、加强医院内部管理等措施进行弥补。

2）实行药品联合限价采购：22家县级及以上医院组成药品联合采购体，各医院根据临床实际需要，按药品通用名上报药品采购目录，并采用"一品两规"（一种药品，两种规格）、"两票制"、"四通用"（通用名称、通用剂型、通用规格、通用包装）原则，实行联合限价采购，在保证质量的前提下，坚持最低价入选。

3）规范用药行为：严格控制"大处方"，控制次均门诊费用和次均住院费用；严格控制医生处方权，明确普通门诊一次处方的限量，防止医生为拿回扣而开"大处方"和"只开贵、不开对"的行为；严格控制抗菌药物使用，执行抗菌药物分级管理制度，二级以上医院每月必须在院务公开栏公布抗菌药物用药量前十名的品规及其开具医生，对连续三个月排名前三的抗菌药物给予暂停使用处理，并约谈责任医生。

4）实行重点药品跟踪监控：对用量排名靠前的药物进行跟踪监控，对营养性、辅助性药品进行重点监控。被发现有回扣品种的药品生产企业和为其配送的企业，列入商业贿赂不良记录企业黑名单。同时，建立治理医药购销领域商业贿赂制度，实行治理医药购销领域商业贿赂院长负责制和医务人员安全预防制度，加强医院内部管理。

（3）改革医保管理体系，发挥医保杠杆作用

1）"三保合一"理顺医保管理体制：整合城镇职工医保、城镇居民医保、新型农村合作医疗三类医保经办机构，成立市医疗保障基金管理中心，承担药品限价采购与结算、基金管理、医疗服务行为监管、医疗服务价格调整等职能，实行垂直管理，作为"三医联动"的重要抓手和平台。在县级以上公立医院设立医保服务站，开展政策咨询、医保服务等项目。实行基金市级统筹，城乡居民医保（含城镇居民医保和新型农村合作医疗）实现参保范围、缴费标准、待遇水平、基金管理、经办服务、信息管理"六统一"；职工医保和居民医保实现用药目录、诊疗目录、服务标准"三统一"。由此解决长期以来职工医保、居民医保和新型农村合作医疗由人力资源和社会保障部门、卫生部门分别经办造成的重复参保、政策执行不一致、管理成本较高、资金使用效益低等问题。

2）"招采合一"发挥医保机构在药品采购中的主导作用：将药品集中采购职能并入市医疗保障基金管理中心，改革药品采购方式，医院向医疗保障基金管理中心报送临床用药需求目录，医疗保障基金管理中心负责统一采购和结算，彻底切断了医院与药品耗材供应商之间的资金往来。同时，中心还在药品限价采购、配送与结算、药品价格谈判、医保定点机构的审核结算和医疗服务行为的监督稽查等方面发挥主导作用。

3）推进医保支付方式改革：一是实行医药费用总额控制制度。根据群众看病就医需求、医疗技术发展水平和物价变动等因素，要求公立医院医药总收入年增长率控制在8%以内，并列入政府对公立医院党委书记、院长的考核评价指标。二是实施按疾病诊断相关组（DRG）收付费方式改革。在实施医药费用总额控制制度、试行按病种付费改革、按床日付费、按项目付费等复合式医保支付方式改革的基础上，实施住院费用按疾病诊断相关组付费方式改革。三是实行医保打包支付。组建紧密型医共体（总医院），医保基金总额包干给总医院，发挥医保基金引擎作用，

实行"总额包干、结余留用"制度,基金结余部分纳入医疗服务性收入,可用于分配。

(4)改革医疗管理体系,完善医院运行机制

1)创新医院管理制度:实行院长聘任制,公立医院院长由同级医改领导小组聘任,公立医院具有运营管理、人事管理、财务管理等自主权;县级及以上医院实行总会计师制度,完善医院财务核算,提升医院精细化管理能力;建立考核评价体系,市医改领导小组每年从医院办医方向、医疗质量、运营效率、可持续发展和服务评价等方面对医院进行全面考核,考核结果与医院工资总额核定挂钩,与医院党委书记、院长和总会计师年薪挂钩。

2)深化薪酬制度改革:实行党委书记、院长和总会计师目标年薪制,党委书记、院长和总会计师年薪由同级财政全额拨付,切断党委书记、院长、总会计师与医院收入之间的利益联系。实行"全员目标年薪制、年薪计算工分制",编内编外人员同工同酬,医务人员年薪以工分制计算,改变人员工资与科室创收挂钩的分配模式。实行工资总额考核控制。医院工资总额计算仅与医疗服务性收入挂钩,工资总额的多少与医院的全面考核得分挂钩。

3)动态调整医疗服务价格:在降低医药耗材价格、取消药品耗材加成的基础上,建立严密高效的价格监测考核机制,动态调整医疗服务价格,调整的医疗服务价格全部纳入医保支付范围。复杂型项目,公立医院参与价格形成,定调价将更灵活、更有针对性;通用型项目,政府加强对价格基准和调价节奏的把控。

5. 改革效果及影响 经过多年改革实践,S市公立医院综合改革取得初步成效,实现了"多方共赢"。医务人员的劳务价值得以体现,医疗卫生事业的公益性得到维护;群众看病难、看病贵和医保基金入不敷出的问题得到缓解,部门管理分散化、碎片化的问题取得突破。

(1)群众看病负担有所减轻:2011—2020年,S市城镇职工医保住院患者次均个人自付费用从1 818元下降到1 664元,实际报销比例由72%提高到75%;城乡居民医保住院患者次均个人自付费用从2 194元下降到1 712元,实际报销比例由46%提高到68%。

(2)医院收入结构得到优化:2011—2020年,S市县级以上公立医院医药总收入年均增长7%,相比于2006—2011年年均19%的增幅,增速回归理性;医疗服务性收入由2011年改革前的3.11亿元增加到13.04亿元,占比从18%提高到41%,药品耗材收入占比从60%下降到32%,医药总收入的含金量大幅度提高。

(3)医务人员收入显著提高:S市公立医院工资总额由2011年的3.82亿元增加到2020年的15.57亿元,增长3.08倍。人员支出占业务支出的比例由2011年的25%提高到2020年的46%。在岗职工平均年薪由2011年的4.22万元提高到2020年的13.37万元,改革后年均增长13.67%,其中医生年均收入由5.65万元增加到16.93万元。2020年,医生最高年薪达59.80万元,医务人员的合法收入大大增加,体现了医务人员劳动价值,增强了医务人员职业尊崇感,提升了广大医务人员积极性。

(4)城镇职工医保基金安全运行:S市城镇职工医保在赡养比逐年下降的情况下,2012—2019年连续8年保持盈余,累计结余7.14亿元。2020年,受新冠疫情影响,在基金减半征收减少1.2亿元的情况下,仅赤字2 442万元,收支基本平衡,实现了基金安全运行。

(5)患者转外就医比例下降:2011年城镇职工医保患者转外就医住院人次占比为7%,2020年降到6%,没有因为改革导致患者出现外流。

(6)医院持续高质量发展:S市医疗服务水平稳步提高,新技术、新项目大幅增长。2011—2020年,患者住院总死亡率从0.46%下降至0.03%,手术患者总住院死亡率从0.17%下降至0.01%,急危重症患者抢救成功率从91.98%上升到96.88%。卫生人才队伍不断壮大充实,医院财务运行保持平稳。2014年全市22家县级以上医院结余1.2亿元,首次全部实现正结余,2015—2020年分别结余0.79亿元、1.54亿元、1.07亿元、1.8亿元、2.36亿元、2.65亿元,累计结余11.41亿元,保持良好的发展势头。

（7）示范引领全局性改革：S市的改革为全国"三医联动"和公立医院改革探索积累了宝贵的经验，组建医疗保障基金管理中心、实施"三医联动""两票制"等改革举措，上升为国家医改的顶层方案。2018年3月，国家医疗保障局成立，将人力资源和社会保障部的城镇职工和城镇居民基本医疗保险、生育保险职责，国家卫生和计划生育委员会的新型农村合作医疗职责，国家发展和改革委员会的药品和医疗服务价格管理职责，以及民政部的医疗救助职责整合，作为国务院直属机构。国家医疗保障局负责制定药品、医用耗材的招标采购政策并监督实施。至今，已组织多轮国家药品集中采购，大幅度降低药品耗材价格，降低患者医药费用负担。

S市委、市政府始终高度重视医改工作，党政一把手亲自抓医改、一抓到底，推动建立高效有力的医改领导体制和组织推进机制，真抓实干，动真碰硬，坚持问题导向、目标导向，持续深化药品耗材降价、医疗服务价格调整、医保支付、薪酬分配、医疗监管等综合改革，方案同步设计、政策同步实施，统筹推进"三医联动"改革真联真动，使改革步入良性循环。S市医改体现了人民至上、敢为人先的改革精神，其经验值得各地因地制宜借鉴。

6. 改革经验

（1）坚持"问题导向"：这是医改的逻辑起点。改革是由问题倒逼而产生的，又在不断解决问题中深化，改革要坚持从具体问题抓起，着力提高改革的针对性和实效性，着眼于解决发展中存在的突出矛盾和问题。医改就是不断发现问题、解决问题的过程，要将问题导向贯穿改革始终，要将人民群众最关心的问题作为改革的主攻方向和发力点，不断解决群众看病难、看病贵这一核心问题。

（2）坚持"人民至上"：这是医改的价值判断。无论社会发展到什么程度，公益性都要毫不动摇地写在医疗卫生事业的旗帜上。尽管医改涉及的利益主体比较多且错综复杂，但在决策的过程中，只有从最广大人民群众切身利益出发，坚持一切为了人民而不是其他的群体或个人，始终站在人民立场上谋划，推动改革，让改革成果惠及更多人民，才能做出最正确的判断，使得医改能够持久坚持下去。

（3）坚持"腾笼换鸟"：这是医改的有效路径。医改要坚持"患者费用负担不增加，医务人员收入不减少"的思路，在医药费用总体不增加或增幅放缓的情况下，必须向不合理的药品耗材生产、流通和使用环节开刀，通过药品耗材准入、采购、使用等全过程的综合施策，挤压药品耗材虚高"水分"，规范诊疗行为，堵住浪费，推动药品耗材"量价"齐下，把降下来的费用空间通过调整医疗服务价格补给医院和医生，同时通过提高患者报销比例让利给患者，实现患者、医生、医院、财政（医保基金）等多方共赢。

（4）坚持"把握规律"：这是医改的重要原则。医改既要尊重市场规律，又要尊重社会和医学规律。要把握医疗卫生规律，改革薪酬制度，切断医务人员薪酬与药品耗材、检查化验、床位等收入的直接联系，降低医疗成本、提高运行效率，同时通过调整医疗服务价格增加医务人员收入，让医生通过提供医疗服务来获得阳光年薪，增强医务人员职业尊崇感，促进医疗行为回归医学本质，推动医生回归看病角色，有力调动医务人员改革的积极性。

（5）坚持"三医联动"：这是医改的重要方略。针对医疗行为扭曲、医药价格畸形、医保资源浪费等问题，必须进行整体设计，联动改革，要平衡好各方利益诉求，正确处理好政府和市场、公平与效率的关系。只有通过统筹推进联动改革，医疗、医保和医药互为条件、互相促进，形成叠加效应，不断增强改革的系统性、整体性和协同性，才能真正取得改革效果；如果仅从一方去解决，就有可能导致改革陷入困境。

四、实 训 任 务

2012年2月，S市启动公立医院改革，实行药品零差率销售，全市范围内公立医院全面取消药品加成,实行药品限价采购,理顺医疗服务价格体系,实现公立医院回归公益性质、医生回归看病角色、药品回归治病功能。省物价局、S市对县级以上公立医院诊疗、护理、手术项目等80项医疗服务价格进行调整。截至2021年底,S市先后调整医疗服务收费标准9次、8 421项,基本实现对价格项目库的全覆盖。

调整医疗服务价格需要兼顾多方利益,请结合S市医改案例背景资料,完成如下重点工作内容。

1. 按照不同利益主体,分成多个小组,各小组根据所扮演的角色,阐述为什么需要调整医疗服务价格,并完成表1-1的填报。

表1-1 调整医疗服务价格对不同主体的影响

不同主体	阐述调整医疗服务价格的原因
卫生行政部门	
医保部门	
医院	
医务人员	
患者	

2. 全部人员共同参与,通过查询资料、头脑风暴的方法,讨论如何腾出利益空间用于调整医疗服务价格,以及调整医疗服务价格后,如何在总体上不增加群众看病就医负担。请提出解决方案。

五、实 训 说 明

(一)实训组织形式

实训采用分组模拟、角色扮演、头脑风暴等形式。教师发布任务,进行评分;学生分组模拟S市不同的管理部门及医院、医务人员、患者等角色,并积极参与头脑风暴,完成实训任务。

(二)实训要求

所有成员均要积极投入实训,共同分析、讨论,无论是完成小组总体任务还是个人角色任务均应该互相沟通、协作。最终需提交书面实训报告,报告内容为实训任务中所提出的问题。

(三)实训考核

依据学生实训报告及课堂表现进行评分。现场表现包括小组总体得分、个人角色得分、汇报得分;实训报告主要从回答问题的完整性、科学性等进行评分。

六、知 识 巩 固

(一)政策知识要点

1.《中共中央 国务院关于深化医药卫生体制改革的意见》(中发〔2009〕6号)
2.《国务院办公厅关于完善公立医院药品集中采购工作的指导意见》(国办发〔2015〕7号)
3.《国务院办公厅关于全面推开县级公立医院综合改革的实施意见》(国办发〔2015〕33号)
4.《国务院办公厅关于城市公立医院综合改革试点的指导意见》(国办发〔2015〕38号)

(二)理论知识要点

深化医药卫生体制改革简称医改。医改是世界性难题,一个国家的医改是由其政治、经济、文化背景决定的,在发展的不同阶段有着不同的改革政策及路径,但不论何种形式的改革,都要注重改革的系统性、整体性、协同性。2009年3月,《中共中央 国务院关于深化医药卫生体制改革的意见》(中发〔2009〕6号,以下简称《意见》)印发,标志我国新一轮医改正式启动。《意见》立足全局,全面系统,提出了"四梁八柱"的医改顶层设计。"四梁"即构建四大体系,包括公共卫生、医疗服务、药品保障和医疗保障;"八柱"即八个方面体制机制改革,包括医疗管理机制、运行机制、投入机制、价格形成机制、监管机制、科技和人才保障、信息系统、法律制度。

"三医联动"是我国现阶段围绕公立医院综合改革探索出来的改革思路,通过对医疗、医保、医药相关领域整体设计和联动改革,有效缓解了"看病难、看病贵"的问题,成为全国综合医改的重要改革路径和方法。

【参 考 文 献】

梁万年,王辰,吴沛新.中国医改发展报告(2020)[M].北京:社会科学出版社,2020.

(梁万年　谢瑞瑾)

模块二　医联体建设

一、实 训 目 标

通过完成实训任务，掌握医疗联合体（以下简称"医联体"）建设的主要内容和关键环节。具体教学目标如下。

1. 知识方面　掌握医联体的基本概念和相关理论，理解医联体建设的相关政策要求、主要内容、建设实践中面临的问题及解决方案等。

2. 能力方面　培养及提升多维度思考能力、政策解读能力、理论知识理解与运用能力、管理实践能力等。

3. 思想政治方面　树立整体卫生健康观、科学配置卫生健康资源以及高效管理的理念，提升学习卫生管理的思想认识，锻炼创新思维，培养团结协作意识和整体观、大局观、发展观等。

二、实 训 框 架

建设医联体的目的是以人民健康为中心，优化医疗卫生健康资源结构布局，引导优质医疗资源下沉，推进疾病预防、治疗、管理相结合，实现基本医疗和公共卫生服务的均等化、同质化，为群众提供综合性、协同性、连续性、整合型的医疗卫生服务，全方位全周期保障人民健康。本实训案例主要围绕医联体建设过程中不同利益相关主体，特别是成员机构人、财、物的规划配置及协同管理等方面，进行思考与训练，培养分析问题、解决问题的思维和能力。

（一）"以人为本的一体化服务"模式总体框架

2016年，世界银行、世界卫生组织（WHO）、财政部、国家卫生和计划生育委员会、人力资源和社会保障部联合发布《深化中国医药卫生体制改革，建设基于价值的优质服务提供体系》，提出中国卫生服务体系需要向建立以强大的基层卫生服务为基础、以人为本和注重质量的一体化服务提供体系转型，即建设"以人为本的一体化服务"（people-centered integrated care，PCIC）模式，并提出实现这一转变的八个改革推手。"以人为本的一体化服务"模式总体框架如图2-1所示。

（二）医联体建设实训框架

在医联体建设实训案例和实训任务中，根据国家卫生健康委员会与国家中医药管理局联合印发的《医疗联合体管理办法（试行）》（国卫医发〔2020〕13号）要求，参考当前我国医联体典型案例做法，围绕如何构建管理共同体、服务共同体、利益共同体、责任共同体开展实训（图2-2）。

三、实 训 案 例

随着人口老龄化、疾病谱的转变和人均期望寿命提高，群众对全方位全生命周期卫生健康服务需求显著增加，迫切需要建设优质高效、协同整合的卫生健康服务体系。

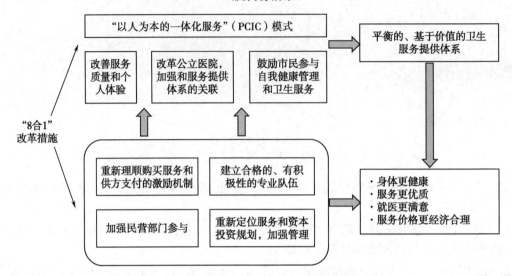

图2-1 "以人为本的一体化服务"模式总体框架图

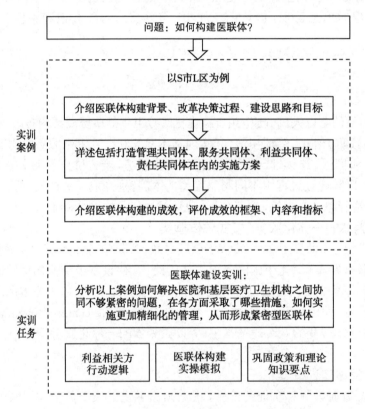

图2-2 医联体建设实训模块总体设计思路图

（一）案例背景

医联体是构建优质高效的整合型医疗卫生服务体系的重要形式和载体。建设医联体的动因包括以下几方面。

一是卫生健康资源发展不平衡不充分。不同区域、城乡、领域之间的资源配置不均衡，资源总量不足，公共卫生与疾病预防控制体系薄弱。二是基层医疗卫生机构能力不足。基层医务人员，尤其是优秀的全科医生培养周期长、数量缺口大，在人才引进和激励方面欠缺有效手段，亟待通过医联体建设引导优质资源和工作重心下沉,使得优秀医务人员引得来、留得住,并带动基层医疗卫生服务水平提升和同质化发展。三是卫生健康服务体系存在机构功能分割、层级不合理、单个机构无序竞争、整体效率不高、协同不畅、服务提供碎片化等问题。面对群众日益增长的多元化健康需求,通过促进机构合作提供连续性、协同性、综合性的"整合服务",成为切实可行的路径。四是卫生健康服务体系的激励约束机制不健全,医保、价格、财政、人事编制、薪酬分配、绩效考核等综合改革合力不够,"以健康为中心"的价值导向难以落实,需要医保支付由后付制转向预付制,政府投入由单一医疗机构转向区域医疗集团,同时考核评价更加重视健康结果。

建设纵向一体化的紧密型医联体,出发点是"强基层",是实现分级诊疗的重要途径,有利于调整优化卫生健康资源结构布局,促进卫生健康工作重心下移和资源下沉,提升基层服务能力,促进卫生健康资源上下贯通,提供连续性、一体化、同质化的医疗卫生服务,强化服务体系整体效能,满足群众卫生健康需求。

(二)案例内容

1. S市L区基本情况 L区是S市老城区,面积为78.75平方千米,2020年常住人口114.75万,地区生产总值2 375.28亿元。2014年,在L区进行医联体改革前,辖区内医疗资源丰富,共有5家市属公立医院(3 055张床位)、5家区属公立医院(1 002张床位)和48家政府办基层医疗卫生机构,每千人口床位数5.57张,每千人口医生数4.49人,每万人口全科医生数0.88人,家庭医生签约人数为13.01万。尽管L区政府2014年的医疗卫生投入达6.5亿元,在当时处于国内较高水平,但基层医疗技术水平和服务能力不高等问题仍然突出,大多数居民选择直接到市属医院看病,就医流向和费用持续向市属医院集中。2014年,L区公立医疗卫生机构医疗费用同比增长27.69%,显著高于全市9.56%的平均增长水平;基层诊疗人次占比为25.39%,显著低于全市42.64%的平均水平。

2. 问题诊断 当地市区两级卫生健康行政部门结合L区医疗资源配置及居民就医现状进行深入分析,认为L区医疗卫生服务体系建设和服务存在的主要问题表现在大医院放不下、基层接不住、患者不乐意、需求不满足等方面。

分析其根源,L区医疗资源结构布局不合理、基层医疗卫生服务体系薄弱、各级医疗卫生机构间联动不畅是重要原因。一是市属医院以专科优势吸纳了更多常见病、多发病患者,竞争性地替代了应由基层医疗卫生机构承担的服务,既加重了患者费用负担,也影响市属医院高质量发展。二是基层医疗卫生机构能力薄弱,服务水平参差不齐,缺乏优质医疗资源支撑,患者长久以来对基层医疗卫生机构缺乏信任,通过自由就医进一步固化了"倒三角"医疗服务格局。三是随着疾病谱的改变,人民群众需要更多更高质量的疾病预防控制、健康促进、康复、护理等全方位全生命周期的卫生健康服务,原有医疗服务体系难以满足需求。

建设医联体的本质就是要强基层,除了通过盖房子、买设备增加硬件投入外,更为重要的是高水平卫生健康人才队伍能够下得去、留得住、用得上,基层医生培养和在职教育得到加强。由于城乡、区域发展不平衡,不同层级人员的薪酬待遇和发展机会存在较大差别,城市大医院和基层存在人才竞争,因此解决问题的关键就是让城市大医院和基层能够成为一家人,工作上一条心,经济上一本账。

L区需要通过改革,提高基层医疗卫生服务能力,理顺各级医疗卫生服务机构关系,落实各级医疗卫生服务机构功能定位,重塑优质高效整合型医疗卫生服务体系,提高卫生健康服务体系的效率和人民群众就医获得感。

3. 改革决策过程 L区卫生健康行政部门组织政府有关部门和各级医疗机构负责人,就"如何重塑L区医疗卫生服务体系"进行了深入研讨。

财政和医保部门认为,目前卫生筹资制度存在不够精细化的问题。财政补偿上,难以引导不同层级医疗卫生机构更好落实其各自的功能定位;医保支付上,在引导医疗卫生机构控制费用的同时,也应该促进优质医疗资源主动下沉和促进健康,实现战略性购买的目标。

L区人民医院作为区域内龙头医院,认为将常见病、多发病患者下沉基层,需要完善财政、医保、价格等综合政策,才能保障各医院的正常运转,同时应该建立市属医院与区属医院以及基层医疗卫生机构之间畅通的双向转诊制度。要进一步明晰区属医院在医疗卫生服务体系中的功能定位,包括与市属医院的关系、与基层医疗卫生机构的关系、各个区属医院在辖区内的不同定位等。

基层医疗卫生机构认为,在目前自身能力不强、水平不高、人员不足的情况下,希望得到上级医院在技术、管理、资源等方面的扶持,真正实现基层医疗卫生机构作为"健康守门人"的功能定位。

S市政府坚持问题导向,经研讨分析上述各部门和机构提出的问题,认为有必要整合区属医疗卫生资源,建立区属医院与基层医疗卫生机构之间更加紧密的协作关系,发挥财政、医保、价格等综合改革合力,引导医疗卫生资源和服务下沉基层,提升医疗服务体系整体效能,实现基本医疗卫生服务同质化发展,为群众提供综合性、协同性、连续性的医疗卫生服务,全方位全周期保障市民健康。

S市、L区政府相关部门和L区各级医疗机构反复协商,专家学者参与多轮论证,共同制定改革方案。以L区人民医院为牵头机构,其他区属医院和基层医疗卫生机构为成员单位,成立城市医疗集团,引导优质医疗资源下沉,逐步实现基本医疗和基本公共卫生服务同质化管理;实施"医保基金总额管理,结余留用",推动城市医疗集团主动"强基层、促健康",同时实施财政投入分级分类补偿。

4. 建设思路和改革目标

(1)建设思路:以人民健康为中心,优化整合辖区医疗资源,推进疾病预防、治疗、管理相结合,提高体系整体效率,解决服务碎片化问题;引导优质医疗资源下沉,提高基层能力水平,逐步实现基本医疗和基本公共卫生服务同质化管理;通过构建管理、责任、利益、服务等共同体,实现为辖区居民提供综合性、协同性、连续性的医疗卫生服务,全方位全周期保障居民健康的目标。

(2)改革目标:以"强基层、促健康"作为主要目标,建立健全纵向一体化紧密型城市医疗集团,设置统一管理的行政、业务和资源共享管理中心,提升服务体系整体效能,探索建立以居民少生病、少住院、少负担为目标的医疗卫生服务新模式。

5. 实施方案 2015年,以S市L区现有医疗卫生资源配置为基础,整合区属5家公立医院和48家基层医疗卫生机构,成立统一法人的紧密型城市医疗集团。集团成立理事会,区政府履行出资人职责,委托理事会行使重大事项决策权和管理权;区卫生健康行政部门转变职能,主要负责行业监管,赋予集团运营管理自主权;集团管理层由集团院长提名,由理事会聘任、解聘,实现管办分开;充分发挥党组织在集团运营管理中把方向、管大局、作决策、促改革、保落实的领导作用。

S市和L区共同推动医联体成立行政、业务、资源等统一管理中心,以医院内分泌科、心血管病科、呼吸内科等科室为重点,基层医疗卫生机构提供支持,设立血压管理、血糖管理、肺功能管理、肾功能管理等健康管理中心;由全科医生、专科医生、全科护士及公共卫生医生等组成服务团队,开展"全专协同"家庭访视、会诊服务和联合查房;探索全科医生与专科医生角色互换培养模式,探索医联体外部筹资制度和内部绩效分配制度的协同机制,激发其转变为"居民少生病、少负担、看好病"的紧密型医联体。具体措施包括以下四个方面。

(1)打造管理共同体——组建统一法人的医院集团促进区属机构一体化运营。通过成立统一法人的医院集团,在集团内部实行人员、财务、物资等行政管理和业务管理一体化运营,设立医学检验、放射影像、消毒供应、物流配送等资源共享中心，人力资源、财务、质控、信息、科教管理和综合管理等业务管理中心，实现集团资源共享和集约化发展，提升服务同质化水平，使集团成为具有内在统一管理关系的紧密型医联体。集团制定章程和内部管理制度，明确各成员医院的功能定位和学科建设重点方向；成立集团基层医疗卫生机构管理中心，对集团内基层医疗卫生机构进行统一管理，夯实基层医疗卫生机构作为居民健康管理基础平台的职责。

（2）打造责任共同体——落实政府主体责任凸显办医公益性。一是完善绩效考核制度。集团医院院长与所属成员单位签订绩效综合目标管理责任书，突出功能定位、职责履行、费用控制、运行绩效、财务管理、成本控制和社会满意度等考核指标，考核结果向社会公开，并与管理团队的绩效、任免和奖惩挂钩，与财政补助、医保偿付挂钩，建立激励约束机制。二是推动成员医院错位发展。优化集团各成员机构重点学科设置，增设新的特色学科，如区妇幼保健院突出微创妇科，区人民医院突出辅助生殖、肿瘤学科、精准医学，区中医医院突出中医内科、骨科，实现优势互补、互利共赢。三是提升基层医疗卫生机构能力。加大财政投入，优化基层医疗卫生机构布局，打造 15 分钟基层医疗服务圈。通过招聘优秀全科医生、鼓励专科医生参加全科医学转岗培训、建设专科医生工作室等举措，强化全科医学人才培养与队伍建设。

（3）打造利益共同体——医保、财政、价格等政策与人事薪酬分配制度形成合力，促进医院集团主动下沉资源。一是创新医保支付引导机制。推行医保基金"总额预付、结余留用"制度，医保部门与集团签订协议，以与集团签订家庭医生服务协议的医保参保人为服务对象，计算年度医保费用总控额度和实际支付费用；若实际支付费用低于总控额度，则节余部分全部奖励给集团，激励集团做好居民健康管理，让居民少得病、少生大病、看好病，合理控制医疗费用。二是改革财政补助机制。按医疗机构提供的基本医疗服务数量（主要指门急诊人次和住院床日）、质量、满意度等因素核定补助；同时提高基层医疗卫生机构的门诊补助标准，降低医院的门诊补助标准，引导集团下沉医院普通门诊。三是健全价格引导政策。基层医疗卫生机构的收费标准比二级、三级医院标准分别下调 10%、20%；医院专家进基层医疗卫生机构开设专科医生工作室，诊查费按举办医院标准收取。四是完善人事薪酬制度。制定集团岗位设置、薪酬体系、绩效考核制度等。建立以评聘分开为核心的职称聘任体系。建立以工作量和质量、满意度为核心的分配机制。推进注册医师多点执业，充分调动医务人员积极性。

（4）打造服务共同体——推动医防融合、教卫联动、医养结合，强化信息支撑，提升居民健康管理水平。一是推动医防融合。加强重大疾病防控，努力实现辖区居民不得晚期癌症，提高癌症患者五年生存率。启动老年人肺癌筛查项目，为辖区老年人提供免费低剂量 CT 肺癌早期筛查服务。建立慢性病管理首席专家制，推动高血压、糖尿病、脑卒中等重点慢性病早期筛查和专业管理。街道、社区计生专干和网格员培训合格后转型为居民健康促进员，编入家庭医生服务团队，开展健康科普和健康促进工作，提升居民健康素养。为老年家庭安装防跌倒扶手、照明装置等，降低跌倒伤害。二是推动教卫联动。家庭医生走进校园，协助开展晨检、宝宝手卫生计划、健康少年行动计划和儿童口腔保健计划等，免费为学生接种流感疫苗、发放中药防流感汤剂，设置儿童视力防治中心，让孩子身心更健康。三是推动医养结合。基层医疗卫生机构为老年人提供长期托养、短期入住、日间照护、上门服务和家庭病床等多种形式服务，服务内容涵盖治疗期住院、康复期护理、稳定期生活照料和临终期关怀，形成接续性、整合性、全周期的养老服务体系。四是强化信息支撑。整合辖区居民在集团内产生的诊疗数据，推动搭建智慧门诊、慢性病管理、签约与转诊管理等功能，推动实现机构间远程诊断、远程查房及多学科实时在线视频会诊，有效提高优质卫生健康资源的便利性、快捷性和覆盖面。

6. 医联体建设成效 经过改革建设，2020 年 S 市 L 区基层医疗卫生机构体系能力显著提升。2014—2020 年，单一机构平均业务用房面积由 495 平方米增加至 1 060 平方米，增长 114.1%；每万人口全科医生配置数由 0.88 人提升至 4.55 人；大部分常见病、多发病患者下沉至基层医疗卫生机构，双向转诊明显改善；医联体牵头医院的患者就医结构和专科收治病种有所改变。主要成效如下。

（1）居民少生病：2014—2020 年，辖区 15~69 周岁居民健康素养水平从 12.97% 上升到 53.12%。2020 年，传染病和慢性非传染性疾病的发病率均降低。其中，手足口病发病例数同比降低 9.97%，占全市病例总数比例由 6.41% 降至 5.75%；水痘发病例数同比降低 27.52%，占全市病例总数比例由 8.5% 降至 5.45%；恶性肿瘤发病率和死亡率、脑卒中发病率均呈现下降趋势。

（2）居民少住院：流感疫苗接种、慢性病管理等预防手段成效显现，签约参保人的肺部感染类疾病 2020 年住院例数较 2014 年减少 74.73%；签约参保人的高血压及脑血管意外住院例数自 2018 年开始下降，较 2017 年分别下降 5.4%、4.8%。

（3）居民少负担：医保支付方式改革促使集团自觉控制服务成本，医保住院患者自负比例（不含异地就医）2017 年、2019 年和 2020 年分别为 13.51%、12.88% 和 15.14%，低于全国（28%）和 S 市（15.86%）的平均水平；L 区公立医疗卫生机构费用增长率从 2014 年的 27.69% 降低至 2020 年的 7.4%。

（4）居民看好病：集团综合实力得到提升，区人民医院晋级为三级甲等综合医院，区妇幼保健院和区中医医院分别晋级为三级妇幼保健院和三级中医医院；集团三四级手术病例从 2014 年的 2 980 例提高到 2020 年的 1.6 万例，增长 436.9%。签约居民在集团内住院人数占比从 2014 年的 17.54% 增加到 2020 年的 23.23%。

（5）运行效率提高：从 2014 年到 2020 年，集团行政人员占比由 10.82% 下降到 8.82%，管理费用率由 2015 年的 12.09% 下降至 2020 年的 10.25%，人员平均收入增加 36.2%。自 2017 年开始，集团全科医生薪酬增速超过专科医生。

（6）分级诊疗成效显著：集团办基层医疗卫生机构诊疗量由 2014 年的 53 万人次增加至 2020 年的 151.22 万人次，年均增长率为 19.09%；集团所属医院诊疗量缓慢下降。集团办基层医疗卫生机构诊疗量占集团总诊疗量的比值由 2014 年的 30.85% 上升至 2020 年 63.27%；L 区基层医疗卫生机构诊疗量占比从 2014 年的 25.39% 提高到 2020 年的 36.71%。

7. 实施效果评价

（1）评价框架：S 市 L 区成立紧密型医联体，是政府主导下破除体制机制障碍的重大改革举措，需要对其进行科学系统评价。

主要改革实践可以梳理为以下方面：法人治理结构促进了医联体成员机构的所有权与经营权分离，决策机构理事会由成员机构代表构成，向区域同级政府负责；医保、财政、价格等外部激励和基于区域内居民健康需要的绩效考核，则促进医联体成员机构利益趋同，额外经济风险由集团成员单位共同承担；资源共享和信息联通助力打通信息壁垒，共享医技等部门资源，一定程度上实现机构间检查结果互认、稳定期慢性病患者分流基层，支撑医联体成员机构间的有效合作，提高资源利用率和服务效率，改善患者就医体验和获得感。"以健康为中心"的紧密型医联体在破除体制机制障碍后，有赖于各成员机构更加精细化的政策实施和管理，确保不同成员落实在保基本、强基层、促健康等方面的功能定位，推进医院与基层医疗卫生机构融合发展，促进医疗卫生工作重心下移、提高基层医疗卫生服务水平，加快构建优质高效的整合型卫生健康服务体系。

结合 S 市 L 区改革实践，构建 S 市 L 区医联体（紧密型城市医疗集团）的评价框架和具体评价内容，可以分为组织管理、集团运营、业务管理和机制协同等方面（表 2-1）。组织管理是指健全集团领导体制和决策机制的情况；集团运营是指集团内部实现人、财、物、信息统一管理、协同共享的情况；业务管理是指集团医院与基层医疗卫生机构联动关系，包括双向转诊、医防融合、全专协同和技术辐射带动等方面；机制协同是指财政、医保、价格等影响集团紧密程度的关键引导机制改革情况。

表2-1　S市L区紧密型医联体建设评价框架与评价内容

评价维度	序号	评价内容
组织管理	1	建立健全集团领导体制。成立集团理事会或其他决策组织，负责履行集团的财政投入、收支预算、运行监管、绩效考核等重大事项。加强集团党建工作，发挥党组织的领导作用。
	2	健全集团领导班子。落实班子成员的责任分工，负责集团日常运营管理事务。
	3	制定集团章程。通过制定章程，健全领导班子决策与监督机制，明确集团各成员单位的功能定位，健全集团内设行政机构和业务部门。
集团运营	4	人员统筹管理。设置人力资源管理中心，落实集团内人员统一招聘、培训、调配和管理。
	5	财务统筹管理。设置财务管理中心，统筹集团财务、成本、预算、会计核算、价格、资产、会计监督和内部控制等管理工作，落实集团内财务统一管理、集中核算、统筹运营。
	6	薪酬分配和绩效考核统筹管理。建立集团一体化的薪酬分配和绩效考核体系，按不低于集团专科医生的薪酬核定同级全科医生薪酬；双向转诊、基本公共卫生服务、家庭医生服务、健康管理等工作实施及经费由集团统一考核、统一分配。
	7	药品耗材协同管理。建立统一的药品耗材管理平台，实现用药目录衔接、采购数据共享、处方自由流动、一体化配送支付，逐步实现集团内药品耗材资源共享。
	8	信息互联互通。推进集团内信息系统互联互通，实现电子健康档案和电子病历的连续记录。
	9	成立资源共享中心。建立统一的医学影像、检查检验、病理诊断和消毒供应等中心，提供同质化服务。
业务管理	10	双向转诊。集团内机构根据自身功能定位严格落实急慢分治要求，健全集团内外双向转诊标准，规范双向转诊流程，畅通双向转诊通道。
	11	医防融合。根据防治结合要求，集团内建立健康管理中心，联动医院和基层医疗卫生机构，落实重大慢性病三级预防和连续管理，共同做好疾病预防、健康管理和健康教育等工作。
	12	全科专科联动。落实团队签约要求，构建全科与专科联动、签约医生与团队协同、医防有机融合的服务工作机制。
	13	技术辐射带动。集团牵头医院发挥技术辐射带动作用，加强对成员单位的指导，重点帮扶提升基层医疗卫生机构服务能力与管理水平。
机制协同	14	财政投入落实。落实对集团各级各类医疗卫生机构的补助政策，对集团基层医疗卫生机构的补助标准高于集团医院，引导资源下沉、工作重心前移。
	15	医保管理改革。在集团建立健全"总额付费，结余留用、超支分担"机制，年度医保基金如有结余，按比例奖励给集团。
	16	价格改革。对集团基层医疗卫生机构实施更加优惠的价格政策，吸引居民基层首诊。

（2）评价指标：根据上述评价框架，建立如下评价指标体系，具体包括服务能力、费用控制、分级诊疗、患者满意和健康促进等方面（表2-2）。

表2-2　S市L区紧密型医联体建设评价维度与评价指标

评价维度	评价指标
服务能力	网格内全人群及重点人群家庭医生签约率(%)
	网格内高血压、糖尿病患者规范管理率(%)
	集团牵头医院出院患者平均住院日（日）
	牵头医院出院患者三(四)级手术比例(%)
	牵头医院病例组合指数(CMI)
费用控制	集团患者次均门诊费用增幅(%)
	集团患者次均住院费用增幅(%)
	医保基金结余比例(%)
	医保住院患者自付比例(%)
分级诊疗	集团基层医疗卫生机构总诊疗人次占比(%)
	牵头医院住院患者中来自集团内机构上转占比(%)
	集团牵头医院下转患者人次增幅(%)
患者满意	集团门诊患者满意度(%)
	集团住院患者满意度(%)
健康促进	网格内居民主要慢性病发病率(%)
	网格内居民急性聚集性传染病发病率(%)

四、实 训 任 务

本案例中，L区城市医疗集团取得成效最突出的经验是理顺集团外部激励机制和内部运营机制，实现内外部治理的协同统一，使得各医疗卫生机构以"强基层、促健康"为共同目标同向而行。

实训任务中需要引导学生分析L区城市医疗集团是如何解决医院和基层医疗卫生机构之间协同不够紧密的问题，在人事、财务、医疗、科教、健康管理等方面分别采取了哪些行之有效的措施；如何通过改革集团内部运行机制，对各成员医疗机构实施更加精细化的管理，推进集团医院与基层医疗卫生机构上下协同发展，促进医疗卫生工作重心下移、资源下沉，提高基层健康服务水平，形成纵向一体化紧密型医联体。

（一）实训内容

围绕"如何促进集团医院和基层医疗卫生机构上下协同"的问题，集团管理者和内设部门负责人需从其各自角度思考如何综合运用多种管理手段来加强医院和基层医疗卫生机构之间的协同运行，如利益引导、资源共享、学科建设、信息化建设等，从而构建和优化紧密型医联体的长效运行机制。

实训内容主要包括：一是通过剖析政府部门、医联体管理者、成员机构和部门以及患者在医联体建设中的职责分工，思考各利益相关方的行动逻辑；二是通过采用角色扮演等方式，对医联体建设过程进行实操模拟，开展医联体运行推演、讨论、点评和总结；三是通过知识回顾环节，进一步巩固政策和理论知识要点。

（二）实训步骤

1. 第一步 完成团队的分工、职责的划分与有关部门协调。教师扮演卫生行政部门角色，将学生分组，各组承担医联体建设中的利益相关者，具体角色包括：医联体管理者，医联体内设部门负责人（进一步细化为行政部门和业务部门），基层医疗卫生机构管理者。

2. 第二步 围绕"更紧密融合集团医院和基层医疗卫生机构"目标，各组思考医联体如何理顺内设部门权责关系和利益分配机制、建立医联体内部上下协同发展运行机制，真正落实"强基层"、夯实"管理共同体"和"利益共同体"的问题，讨论其各自角色的相应做法，在课堂上进行角色扮演和共同协商。

3. 第三步 围绕"更紧密融合集团医院和基层医疗卫生机构"目标，各组思考医联体如何建立畅通的双向转诊制度、通过明确集团医院和基层医疗卫生机构各自职责与集团各内设部门职责夯实"服务共同体"和"责任共同体"的问题，讨论其各自角色的相应做法，在课堂上进行角色扮演和共同协商。

4. 第四步 各组讨论并最终形成 L 区医联体系统改革的具体方案。学生需要总结存在的问题，在各成员机构的功能定位、责任划分、激励机制和利益共享机制等方面进行部署，进一步提出改革的方向和具体措施，完成表2-3。

表2-3　S 市 L 区医联体改革措施计划表（样表）

管理者	存在问题	改革方向	具体措施
人事部门负责人			
财务部门负责人			
医务（护理）部门负责人			
科教部门负责人			
药械部门负责人			
后勤部门负责人			
信息部门负责人			
基层医疗卫生机构管理部门负责人			

五、实训说明

（一）实训组织形式

医联体建设实训采用分组模拟、角色扮演、案例分析等形式进行。教师扮演卫生健康行政部门角色，发布任务，进行评分；学生分组各自模拟一家医联体的运营，组内学生分别扮演不同的管理角色，完成实训任务。

（二）实训要求

所有成员均要积极投入实训，共同分析、讨论，无论是完成小组总体任务还是个人角色任务均应该互相沟通、协作。最终需要根据教师要求提交实训报告，报告主要内容为实训任务中所提出的问题。

（三）实训考核

实训成绩考核由教师根据情况进行设计，成绩构成可以包括小组总体得分、个人角色得分、汇报得分等；可以采用教师评分和学生互评、自评等相结合的方式进行评分。

六、知 识 巩 固

（一）政策知识要点

新一轮医改以来，我国出台了一系列关于改革完善卫生健康服务体系的政策文件，要求构建以强大的基层卫生服务为基础、以人为中心和注重质量的整合型医疗卫生服务体系。

2016年10月中共中央、国务院印发《"健康中国2030"规划纲要》提出，转变服务模式，到2030年全面建立优质高效的整合型医疗卫生服务体系，实现从胎儿到生命终点的全方位、全周期的健康服务和健康保障。《中华人民共和国基本医疗卫生与健康促进法》要求，整合区域内政府举办的医疗卫生资源，因地制宜建立医疗联合体等协同联动的医疗服务合作机制。

2017年4月，国务院办公厅印发《关于推进医疗联合体建设和发展的指导意见》（国办发〔2017〕32号），将开展医联体建设作为促进医疗卫生工作重心下移和资源下沉、更好实施分级诊疗的重要抓手。2020年7月，国家卫生健康委员会、国家中医药管理局印发《医疗联合体管理办法（试行）》（国卫医发〔2020〕13号），对四种主要医联体建设模式的功能定位、组织架构、运营管理和绩效考核等方面进行了进一步规范，着重要求城市医疗集团和县域医疗共同体（简称县域医共体）成为服务、责任、利益、管理共同体，形成有序的分级诊疗就医秩序。

同时，《国务院关于实施健康中国行动的意见》（国发〔2019〕13号）、《国务院办公厅关于推动公立医院高质量发展的意见》（国办发〔2021〕18号）等政策文件对医联体建设也都提出相应要求。

（二）理论知识要点

1. 医联体的内涵与形式 医联体是以政府主导、统筹规划、社会参与为原则，按照网格化、协同、系统的要求，根据不同卫生健康机构的功能定位而组建形成的一个卫生健康服务联合体。医联体建设是通过一系列管理手段和方法，对医联体成员机构的人、财、物、技术、信息等资源进行科学配置、一体化管理和高效利用，实现为群众提供优质高效、协同整合的连续性卫生健康服务的目标。在联合体内，提供全链条连续性服务，最终实现为人民群众提供连续、协调、综合、个性化的覆盖全人群全生命周期的卫生健康服务。医联体建设主要包含以下四个方面。

（1）管理共同体：设立医联体专门管理机构，制定医联体章程，统筹医联体规划建设、投入保障、项目实施、人事编制、薪酬分配和监管考核等重大事项，加强医联体党建工作。统筹设置公共卫生、财务、人力资源、信息和后勤等管理中心，逐步实现医联体内行政、业务、信息的统一管理。

（2）服务共同体：医联体内各医疗卫生机构严格按照功能定位要求，落实急慢分治、防治结合要求，为居民提供疾病预防、诊断治疗、康复、护理、健康管理等一体化、连续性医疗卫生服务。

（3）利益共同体：坚持医疗、医保、医药联动改革，明确医联体牵头医院与其他成员单位的责任和权利，推动财政投入、医保支付、人事管理等方面的改革创新，引导医联体内建立健全分工协作与利益共享机制。

（4）责任共同体：按照《医疗联合体综合绩效考核工作方案（试行）》和公立医院绩效考核有关要求，加强对医联体综合绩效考核，定期自评，考核结果与医联体领导班子的聘任、成员机构薪酬总额、财政补助等挂钩。

医联体建设主要有四种形式：一是城市医疗集团，是指在设区的市级以上城市，由三级公立医院或者业务能力较强的医院牵头，联合社区卫生服务、护理、专业康复等机构组成联合体，形成资源共享、分工协作的管理模式。二是县域医共体，是指以县级医院为龙头，联合县域内乡镇卫生院等其他医疗卫生机构组成的一体化卫生健康服务与管理组织。三是专科联盟，是指以专科医院或医院临床专科为纽带，形成区域间的特色专科协作组织。四是远程医疗协作网，是指面向基层、边远和欠发达地区建立的远程医疗合作网络。

2. 一体化或整合型医疗卫生服务　整合型医疗卫生服务是指对初级卫生保健机构、二级医院、三级医院、家庭护理院以及养老院等不同层次和不同类别的服务机构进行纵向整合，协调和管理各个机构提供的服务，最终目的是消除服务间的零散和割裂，方便患者就医，为消费者/患者提供不同方面和不同层次的连续、整体的医疗卫生服务。整合型医疗卫生服务模式受到 WHO 和世界银行等国际组织的推崇，认为是实现全民健康覆盖的关键战略措施，强调建立以社区为中心的上下联动卫生健康服务体系，并倡导将临床诊疗服务融入大的健康维护管理体系，最终为群众提供防治康养护和临终关怀一体化的全方位、全生命周期健康服务。

2015 年，WHO 提出建设以人为本的一体化卫生服务模式，将包括健康促进、疾病预防、治疗和临终关怀等在内的各种医疗卫生服务提供与管理进行整合，根据健康需要协调各级各类医疗卫生机构为患者提供全生命周期的连续性服务。这一全球战略包括以人为本和整合型医疗卫生服务两个方面：①以人为本的医疗卫生服务是指自觉采纳个人、家庭及社区的观点，将其视为卫生服务的参与者和受益者，以人性化、一体化的方式，根据其需求和偏好提供服务；为患者、家属及社区提供健康教育和支持，帮助其参与临床治疗和决策；强调围绕居民的健康需求和期望而非疾病，提供医疗卫生服务。以人为本是卫生健康服务体系的核心价值，卫生健康服务系统不仅要以改善和提高居民健康水平为己任，还要满足居民对服务系统合理反应性的要求，保障基本医疗卫生服务的可及性和公平性。②整合型医疗卫生服务，又称一体化服务，是指将包括健康促进、疾病预防、治疗和临终关怀等在内的各种医疗卫生服务进行整合，根据健康需求，协调各级、各类医疗卫生机构，为患者提供终生连贯的服务。

WHO 提出的建设策略包括：①加强公众参与，包括对公众和社区授权，激发公民（社区）的主动参与；②强化治理和问责，增加决策的透明度，健全系统，形成服务提供者和决策者共同参与的责任制；③调整医疗卫生服务模式，以基层卫生服务机构为主，提供卫生服务；④加强协作，整合服务资源，建立合作网络；⑤营造有利环境，由不同利益相关者承担转型变革的责任。

3. 协同式医疗卫生服务　协同式医疗卫生服务是目前较广泛的概念，一般认为包括横向协作（不同专科领域融合，多学科团队组建和患者参与）和纵向协作（服务路径清晰明确，各级服务无缝衔接）。协同式医疗卫生服务是一种通过对复杂的基本医疗卫生服务提供体系进行整合，建立社区首诊和双向转诊机制，发展不同服务提供方之间的合作模式，使基本医疗卫生服务的提供过程变得更加有序。该模式通常可分为宏观、中观和微观三层，分别涉及体系层面、机构层面和个体层面。

4. 管理式保健　管理式保健最初在美国产生，由健康保险公司牵头建立区域医疗集团化管理体系，组织不同级别和类型的供方为参保人提供连续高效的诊治服务。"管理式保健"在医保机构、医疗机构和患者之间形成一系列用于控制医疗费用、提高服务质量的契约安排和管理手段；通过对医保机构的供给行为和患者消费行为的主动管理，克服由医疗服务的特殊性引发的医患关系中的市场失灵，解决医疗费用、质量和可及性等问题。

5. 分级诊疗　分级诊疗制度是深化医药卫生体制改革中五项基本医疗卫生制度之一，目的是引导医疗卫生工作重心下移、资源下沉，把健康"守门人"制度建立起来，是满足人民群众看病就医的重要举措。2015 年 9 月印发《国务院办公厅关于推进分级诊疗制度建设的指导意见》（国办发〔2015〕70 号），将分级诊疗界定为"基层首诊、双向转诊、急慢分治、上下联动"。

目前，学界普遍认为分级诊疗的本质不在于分，而在于不同类别医疗卫生机构的合作和整合，提供连续和整合的医疗卫生服务。分级诊疗是初级卫生保健与专科服务之间的分工与协作；居民选择社区全科医生作为首诊，在需要时，全科医生经由转诊体系，将患者转介给专科医生；在全科医生的组织和协调下，患者在医疗卫生服务体系中有序流动并享有连贯一体的医疗卫生服务。

【参考文献】

[1] 孙梦."三方五家"评价中国医改[J].中国卫生,2019,410(10):27.DOI:CNKI:SUN:WSZG.0.2019-10-012.

[2] 世界银行集团,世界卫生组织,财政部,等.深化中国医药卫生体制改革,建设基于价值的优质服务提供体系[R].北京:中国医药卫生体制改革联合研究合作方,2016.

[3] 黄菊,代涛.分工视角下的全科与专科医学服务分化研究[J].中国卫生政策研究,2015,8(2):8-12.DOI:10.3969/j.issn.1674-2982.2015.02.002.

（代　涛　姚克勤）

模块三　区域卫生规划

一、实 训 目 标

通过区域卫生规划案例及实训,主要实现如下教学目标。

1. 知识方面　掌握以问题为导向的区域卫生规划思路和方法,掌握卫生规划制定的基本程序和步骤,理解卫生规划的基本概念和功能。

2. 能力方面　培养区域卫生规划编制实践能力,培养规划、计划能力,培养全面分析问题的能力,培养科学决策能力,培养正确使用管理工具的能力。

3. 思想政治方面　树立规划引领、规划指导的发展观,理解"一张蓝图干到底"的卫生健康发展的科学理念。

二、实 训 框 架

制定规划是卫生管理人员应当掌握的基本管理技能,也是形成科学决策思维和科学管理方法的重要实践。本模块的基本思路是在分析评估现状的基础上,提出区域内存在的主要卫生健康问题,预测到规划期末,人群对医疗卫生服务的需求水平,根据目前的供给能力发现供需差距,提出实现供需平衡需要优先解决的问题;综合考虑当地社会经济发展水平及可能的投入,确定未来5年区域卫生发展目标及预期实现指标,根据规划目标确定全域医疗、预防、保健等各系统的建设和能力目标,并设计成若干项目、任务和措施;再把各项目、任务、措施进一步分解细化形成项目实施方案,提出实现规划目标所需要的资源、经费、责任部门和保障措施;最终制定出一份区域卫生规划。该规划经过政府部门认可后就成为一份正式的政府意志和蓝图并发布实施,如图3-1所示。

本实训案例以山城市"十四五"区域卫生规划为例,以"不合理就医"为切入点,以"医疗卫生服务供给不足"为拟解决的关键问题,进行区域卫生规划制定全过程展示,包括提出问题、分析需求、确定目标、制定方案等,通过将项目、任务具体化,最终形成科学、可行的卫生规划。

实训任务依据实训案例的基本思路,采用模拟推演和小组讨论等形式,进行以"医疗服务供给不足"为拟解决的主要问题,进行区域卫生规划的设计和训练。实训模块的总体设计思路如图3-2所示。

三、实 训 案 例

(一)案例背景

新中国成立以来,我国基本上按照每五年实施一个规划的原则推进国家各行各业建设。中央要求各级各部门均须制定五年规划,并且以规划为蓝图安排未来的事业发展,以实现政府对卫生事业发展的宏观调控。卫生健康系统也会按照要求自上而下制定规划,各级卫生行政部门根据区域卫生规划指导原则和卫生资源配置标准制定当地区域卫生规划,对区域内卫生发展实行政策指导、组织协调、监督检查。

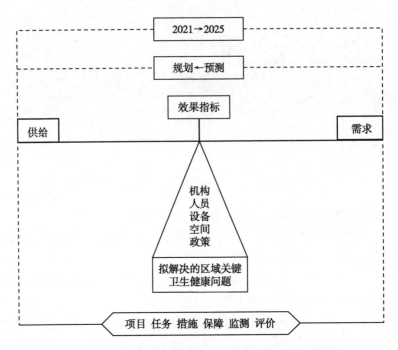

图 3-1　区域卫生规划制定总体框架图（供需平衡模型）

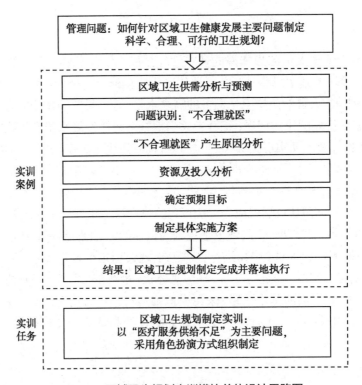

图 3-2　区域卫生规划实训模块总体设计思路图

　　山城市是一个地级市，位于华北地区北部，总面积 3.6 万平方千米，辖 10 个区、15 个县，毗邻一个拥有国家级优质医疗资源的特大城市。"十三五"期间年平均常住人口 407 万人，预计"十四五"末全市常住人口将维持在 380 万人左右。

　　近年来，该市没有遵循分级诊疗原则而导致"不合理就医率"居全省前列。本应该在基层解决的"小病"，患者却纷纷到县、市级医院就医；本应该在县级医院解决的"大病"，却有五成以上患者舍近求远到市级医院或域外医院就医；本应该在本地市级医院解决的疾病，却有九成的患者到域外医院就医。在三级医院就诊的患者中，有 55% 的人患的是常见病。因此，该市的医疗秩序处在不合理状态，严重制约了医疗卫生工作的良性发展。这样的不合理就医使患者增加了看病成本，是造成看病贵、看病难的主要原因。因此，解决不合理就医这一问题，成为当地政府最亟待解决的优先任务。通过进一步改善医疗服务，引导合理的就医秩序，带动该市卫生健康工作的高质量发展，被列为该市"十四五"卫生规划的重点。

分析造成"不合理就医"的主要原因：一是各级医疗机构专业技术人员的能力与其机构承担的职能差距较大；二是各级医疗机构的环境条件与患者的期望差距较大；三是各级医疗机构的医疗水平与群众需求差距较大；四是医疗卫生服务的供给与需求差异较大。所以，解决不合理就医的关键必须优先解决这四个问题。该市的"十四五"规划就是基于通过解决这些问题实现合理就医，进而带动全市医疗、预防、保健、健康促进等各领域的发展，最终取得全体居民健康水平提高的效果。

按照山城市所在省的统一部署，以长期困扰山城市卫生发展的关键问题为突破口，通过解决"不合理就医"这一关键问题，总体部署全市"十四五"期间的医疗卫生工作。山城市的"十四五"卫生发展规划作为该市社会经济发展规划的重要组成部分被列入政府工作议程。

（二）案例内容

1. 山城市卫生现状 2020 年底，全市共有医疗卫生机构 5 665 个。其中，医院 130 个，基层医疗卫生机构 5 475 个，专业公共卫生机构 60 个。在各类医院中，三级医院 6 个，二级医院 37 个，其他专科医院 87 个；基层医疗卫生机构中，社区卫生服务中心（站）60 个，乡镇卫生院 210 个，诊所和医务室 1 200 个，村卫生室 4 005 个。预防保健机构中有市、县区级疾病预防控制中心 18 个，妇幼保健机构 20 个，其他专业保健机构 22 个。全市病床年增长 28.35%；每千常住人口拥有床位 6.48 张，高于全省平均水平（5.58 张／千人），其中，医院床位 5.23 张，基层医疗卫生机构床位 1.25 张。每千人口执业（助理）医师 2.00 人，低于全省平均水平（全省平均 3.50 人／千人）。每千人口注册护士 2.10 人，低于全省平均水平（2.8 人／千人）。每万人口公共卫生人员 0.6 人，低于国家标准（0.83 人／万人）；每万人口全科医生 2 人，接近国家标准（2~3 人／万人）。"十三五"末，全市居民人均期望寿命 75.5 岁，孕产妇死亡率 8.97/10 万，婴儿死亡率 1.35‰，5 岁以下儿童死亡率 1.59‰。

调查显示，2020 年居民两周就诊率为 14.21%，其中两周就诊率排名前五位的疾病种类分别是呼吸系统疾病、循环系统疾病、消化系统疾病、内分泌系统疾病、肌肉骨骼系统和结缔组织疾病。居民平均年住院率为 11%，其中住院率排名前 5 位的分别是循环系统疾病、呼吸系统疾病、妊娠分娩及产褥期疾病、消化系统疾病、损伤中毒。

2. 主要问题 近年来，全市基层医疗卫生机构特别是乡镇卫生院的诊疗量明显递减，三级医院诊疗量逐年递增。近 5 年，本市不合理就医率一直排名全省第一，近 80% 的常见病的首诊机构是县级及以上医院，其中又有 50% 的患者被转诊或直接到市级以上医院就诊，向域外大城市医院的转诊、就诊率高达 30%。如此形成的不合理就医成为当地多年来一直治理不佳的顽疾，是群众反映"看病贵、看病难"的主要影响因素。

3. 以解决关键问题为导向的规划思路

（1）问题描述：原则上，多数常见病、多发病应该在基层医疗机构首诊，经过全科医生判断，如果需要转诊，再转到上级医疗机构；经过上级医疗机构明确诊断并且基层医疗机构有能力处理的患者，或经过上级医疗机构处理达到出院标准的患者，再转回到基层医疗机构进行接续性治疗和健康管理。实现这样的"合理就医"需要各级医疗机构的条件、能力、经验、服务水平与其功能相匹配。而山城市则出现了乡镇卫生院的主要医疗服务是照方开药或向上转诊，县医院门诊和住院患者中有相当多的病例患的是常见病、多发病等"小病"，市级医院和三级医院出现了与县乡医疗机构"抢病人"的激烈竞争态势。

（2）提出卫生规划关键问题："不合理就医"问题折射出当地医疗卫生工作的短板，它引发了当地医疗秩序的紊乱，扭曲了医疗卫生体系的健康发展，成为阻碍医疗卫生系统优化资源配置、合理规划医疗网络布局、有效发挥各级效能的重要影响因素。只有理顺医疗秩序，才可能形成良性的医疗卫生发展循环，进而实现合理配置医疗资源，充分发挥基层医疗卫生服务机构作用的目标，从根本上解决"看病贵、看病难"问题。因此，将"不合理就医"作为优先解决的问题和突破点设计山城市区域卫生规划是抓住了问题的关键。

（3）关键问题影响因素：形成不合理就医的原因很多，归纳起来主要有以下 8 个方面，如图 3-3 所示。其中，诊疗水平、服务质量、服务可及性是重要影响因素。

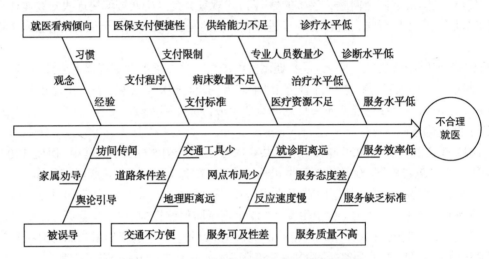

图 3-3　确定和实现规划目标的有关影响因素

（4）解决问题的思路

1）加大投入：多数患者在选择就诊医疗机构时，医疗能力和水平是决定因素。随着科学技术的进步，疾病的诊断治疗越来越以现代科学技术设备为重要辅助手段，大型医院医疗设备更新较快，能为诊疗方案提供更多选择，因此就能吸引更多患者前往就医。但是，其中也难免会有小病大治、过度医疗等情况发生。总体上看，通过解决"不合理就医"问题可以触发系统性解决医疗卫生问题机制的形成。为此，该市需在未来 5 年加大投入，加强各级医疗机构特别是基层的能力建设，提高水平，提升质量。

2）统筹资源：优先针对"不合理就医"进行资源配置。一是合理布局医疗机构，增加患者看病就医的可及性和便利性，特别是增强边远山区的能力建设。实现 15 分钟内即可获得医疗救助，织密医疗卫生服务网络。实现有病方便就医，实施"医疗系统增量扩容"项目。二是配置与其功能匹配的医疗设备，市县级医院以诊疗大病为主配置医疗资源，基层医疗卫生服务机构以解决常见健康问题为主配置适宜技术资源。通过改善诊断治疗手段，为各级医疗机构配置与其功能相适应的医疗设备，实施技术更新"3 个 1 项目"。三是吸引高水平医护技人员，实施"人才强能计划"，通过骨干人才带动和学科带头人引领，快速提升医疗水平。四是改善就医环境和条件，实施环境改善"五化工程"，使门诊和住院患者得到更加优质的服务。五是建立有效机制，激发鼓励医务人员的创新热情，实施"机制创新项目"，充分发挥各级各类医疗卫生人员的工作积极性和弘扬敬业精神。六是实施"跨区域协同项目"，即与周边城市医院建立合作协同关系，形成区域内患者合理转送和快速会诊制度，方便患者在本区域即可得到高水平的诊疗服务，同时带动区域内医疗水平的提升。七是加强全域医疗卫生信息化建设，完善医疗卫生信息网络，开展医疗卫生信息共享和远程医疗、远程指导，实施"5G 医疗卫生信息工程"。

3）预期目标：规划期末，实现 80% 左右的常见病在基层医疗卫生机构得到合理有效的诊断、治疗和康复，实现一般病不出乡目标；使 60% 以上的重大疾病在县级医院获得规范、有效的处理，实现大病不出县目标；使 80% 以上的重大疑难病在三级医院获得科学、规范、先进的诊断治疗，引导优质医疗资源向解决重大复杂疑难疾病的方向发展，把域外就诊率控制在 5% 以下，促进各级医疗机构的高质量发展。如图 3-4 所示。

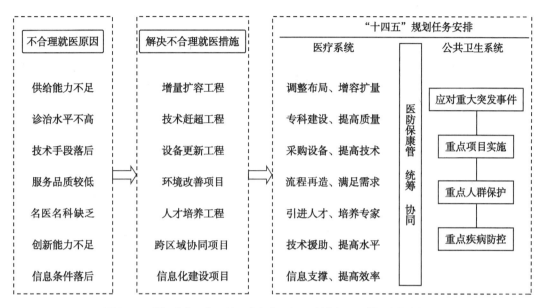

图 3-4 以解决"不合理就医"为主要问题的"十四五"卫生规划工作

4. 山城市卫生规划的编制

（1）编制流程

1）行政管理流程：行政工作的基本程序可以反映出行政部门在面对一项工作任务时的具体思路和行动。通常，技术含量较高的任务，会委托社会专业机构提供技术支持，工作结果提交行政部门审查和修改。山城市"十四五"区域卫生规划由专业团队完成前期技术工作，最后由当地政府决策。山城市区域卫生规划编制工作行政流程如图 3-5 所示。

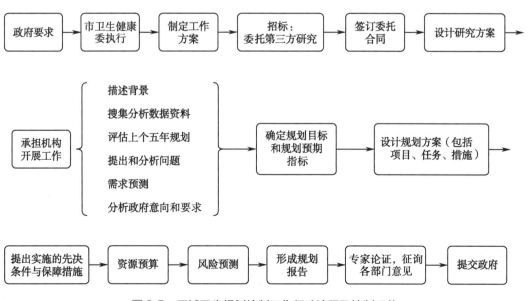

图 3-5 区域卫生规划编制工作行政流程及控制环节

2）技术操作流程：编制规划主要流程为：文献研究、搜集数据、调研考察、建立数据库，分析资料、需求预测、提出和分析问题及解决问题的策略、拟定规划目标、构建医疗卫生子系统的建设目标和方案、设计项目和任务、拟定监测评价方案、提出实现规划目标的资源投入与保障措施等。区域卫生规划编制工作技术流程框架如图3-6所示。

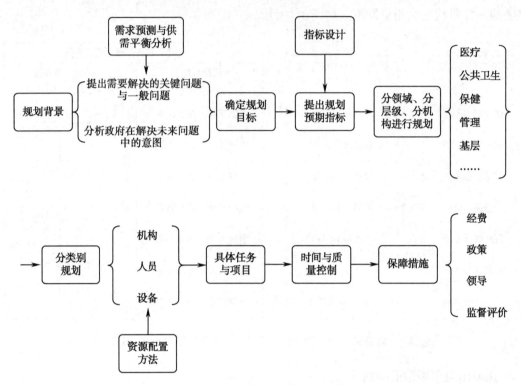

图3-6　区域卫生规划编制工作技术流程

（2）编制工作步骤

第1步，摸清底数，进行现状分析。这是规划的基础，不清楚现状就很难对未来进行判断。底数包括卫生服务资源、卫生服务需求、卫生服务利用、卫生健康问题、区域社会经济发展的相关资料等。在"十三五"规划评估报告基础上，从卫生系统内与卫生系统外两个方面分析现在的问题及其原因。搜集包括政策在内的有关文献、卫生健康相关数据，列出医疗健康服务供求现状及优先解决的问题清单，分析问题产生的原因及其影响因素。山城市"十四五"规划研究团队用一个月时间对全市医疗卫生现状进行调查和搜集数据，建立了卫生健康现状数据库，进行统计分析。

第2步，预判未来，进行需求预测。基于人口数量变化和人口结构变化，从卫生服务供需双方入手，综合考虑社会发展规划、科技进步、经济发展、公众健康观念变化、政府意向等多种因素，结合流行病学资料，合理选择预测模型、进行科学预测、分析预测结果并对其进行评估。山城市"十四五"规划研究运用了资源/人口比值法和卫生服务需求法作为主要预测工具，这两种方法均为当前规划研究使用的经典、通用方法。

第3步，明确指标，分析供求平衡。以关键问题为导向，对"十四五"医疗卫生工作进行整体性、全局性、前瞻性布局和安排。以全市居民健康问题和健康需求为核心，以人口变化趋势为基础，以增进"人人健康"为目的，以可利用资源为约束，系统分析"十四五"末（2025年）居民可能产生的卫生需求有哪些，而实际可以提供并利用的卫生服务有哪些，二者之间的差别就是"十四五"期间需要补充的卫生服务，当能够提供的服务加上新补充的服务与未来居民健康需求相当时，就达到了理论上的供求平衡。同时应考虑新提供的服务由哪些机构供给，新增加的机构需要设在哪里,这些机构需要什么样的资源配置(如建筑设施、病床、设备、人员)等。

在分析供求平衡方面,要以"人人健康"为宗旨,将医疗、预防、保健、康复、健康促进等统筹考虑,参照国家和省市区设置的各类资源配置标准,如千人口病床数、执业医师数、注册护士数、公共卫生人员数、口腔医师数、全科医生数、临床药师数等配置指标,大型医疗设备也有相应的配置标准。医疗机构还有以病床为基准的配置标准,如每个床单位占地面积、建筑面积、医师数、护士数、管理人员数、支持系统人员数等。同样的思路,也要对公共卫生机构如疾病预防控制、妇幼保健、其他提供预防保健功能的机构进行供求平衡分析。

通过供求平衡分析,明确以下问题:"十四五"期间全市医疗卫生服务功能是否健全并且满足居民需求;哪些机构需要新建,哪些机构需要加强;哪些机构需要控制,如何合理分布这些机构等。

第4步,综合分析,明确存在的问题。把医疗卫生系统存在的主要问题进行描述分析,确定其重要程度及对整体医疗卫生工作、公众健康的影响程度,提出优先解决的问题以及解决这些问题需要的资源、能力、政策,评估解决问题的可行性和预期结果。

第5步,总体布局,确定规划目标。准确描述"十四五"末该市卫生健康预期达到的结果,同时筛选出达到目标的一系列具体指标,包括投入性指标、结果性指标、效果性指标、效益性指标。

第6步,系统谋划,合理制定措施。回答"十四五"期间将必须通过实施哪些项目、完成哪些任务才能够实现规划目标。初步列出每个项目和任务的活动名称、完成机构和人员、责任人、参与人及协同部门、实施时间、实施地点、产出和结果、需要的经费及保障政策、风险控制等(即回答做什么、谁来做、在哪做、何时做、做成什么结果、需要什么资源等)。

第7步,确保可行,制定保障措施。确保有与规划相匹配的政策、资金、资源,并保障科学领导和高效管理,是规划能够实施、目标能够实现的基础。如新建机构必须有土地空间,更新设备必须有资金,引进培养人才必须有激励政策,提高服务效果必须有能力,确保工作质量必须有监管等。

第8步,形成文件,政府发布执行。规划设计的内容需要按照规划编制的规范文本表达,规划文件经过征求意见、政府审查修改、专家论证及政策法规审查后以政府文件的形式向社会发布,相关的各级各部门按照责任分工执行,各县区以此为依据并结合实际编制当地规划。

(3)山城市"十四五"卫生规划要点

1)山城市"十四五"卫生规划目标:进一步科学布局和合理配置全市医疗卫生资源,持续增加卫生投入,提高卫生资源总量,努力实现医疗卫生服务供求平衡;补短板,扩瓶颈,去制约,针对关键问题加强体制机制创新;抓住"不合理就医"这一突出问题,增加卫生服务供给,强化医疗-预防-保健-康复的协同作用,进一步提高医疗能力和水平,建立起有序、合理的医疗秩序;充分发挥三级医疗服务体系的作用。"十四五"末,构筑起与全市社会经济发展相适应、满足公众基本健康需求的医疗卫生服务体系新格局,人民群众健康水平得到显著改善和提升。

2)山城市"十四五"卫生规划主要预期指标:预期指标既是反映项目目标是否实现的指针,也是落实规划需要关注的重点。规划实施的过程中应当不断监测评估这些指标的进展,以及时发现问题、调整计划。指标体系通常包括:投入性指标,也是规划能够实施的基本保障;结果性指标,反映规划项目和工程实施后的效率和成果;效果性指标,反映投入一定资源和开展一定工作后产生的有利于公众健康的成果;效益性指标,反映规划产生的社会性和经济性影响,是否使群众的健康水平进一步提高。山城市"十四五"区域卫生规划配置主要指标如表3-1所示。

表 3-1　山城市"十四五"区域卫生规划主要预期指标

指标类别	序号	指标	2020 年	2025 年目标
投入性	1	政府卫生支出占卫生总费用比例 /%	27	28
	2	医保范围内住院费用基本医保支付比例 /%	72	75
	3	个人卫生支出占卫生总费用比例 /%	32	26
结果性	4	每千人口医疗卫生机构床位数 / 张	6.48	7.69
	5	每千人口执业（助理）医师数 / 人	2.00	3.00
	6	每千人口注册护士数 / 人	2.10	3.30
	7	每万人口全科医生数 / 人	2.00	2.20
	8	每千人口中医类别执业（助理）医师数 / 人	0.40	0.60
	9	高血压患者规范管理率 /%	77	80
	10	糖尿病患者规范管理率 /%	78	80
	11	严重精神障碍患者健康管理率 /%	84	86
	12	常见肿瘤早期发现率 /%	18	20
效果性	13	三级医疗机构平均住院天数 / 天	11	9
	14	域外转诊率 /%	30	5
	15	不合理就医比例 /%	35	10
	16	医疗机构诊断正确率 /%	68	80
效益性	17	人均期望寿命 / 岁	75.5	76.5
	18	人均健康期望寿命 / 岁	66.1	68.2
	19	孕产妇死亡率 /（1/10 万）	8.97	8.8
	20	婴儿死亡率 /‰	1.35	1.32
	21	5 岁以下儿童死亡率 /‰	1.59	1.57

3）山城市"十四五"卫生规划十项重点任务：为了有效实现规划目标，如期解决"不合理就医"这一关键问题，规划需要有相应投入和切实可行的措施。以下是山城市实现规划目标需要开展的具体工作，包括一系列项目、工程、任务，以保证规划能够实现预期目标和各项指标。

医疗机构增量扩容工程：目的是使医疗卫生机构的分布和容量基本满足居民就医看病需要。如增加 3 家县级医疗机构，填补 20 个村卫生室空白点，三级综合医院增加病床 500 张，专科医院增加病床 100 张，重点建设 1 个区域医疗中心，加强 2 个三级医院，新增医疗科室 30 个，开通三级诊疗绿色通道，扩建市县二级急救中心。

医疗技术赶超工程：目的是解决技术落后导致的患者域外就医问题，使本市的医疗水平赶上或超越域外同类医疗机构的水平。一是引进技术和人才，二是更新设备技术，三是与域外医疗机构构建技术共享和协作，四是重点培育 6 个临床学科群，五是攻关 5 个临床技术项目。

设备技术更新"3 个 1 项目"：目的是使当地各级医疗机构，特别是市、县级医疗机构的技术设备能够支撑解决复杂疑难疾病，实现重大疾病在域内的诊断治疗水平基本满足患者需求。"3 个 1 项目"包括：支持 3 家三级甲等医院和 5 家县医院采购大型医疗设备 100 台，其他医疗机构购置中型设备 1 000 台，支持基层医疗卫生机构更新设备 1 000 台。培训设备操作人员 1 000 人。五年内使三级医院的设备更新率达到70%，县医院的设备更新率达到50%。

人才培养激励"15113工程"：目的是培养造就可持续的符合梯队发展建设要求的临床医学人才队伍，解决当地医疗服务质量、水平不高的问题。如引进专业技术骨干100人，与50名域外专家建立帮扶带教关系，打造100个结构数量合理的技术团队，培训100名医院管理人员，培养300名基层人才骨干。

环境条件改善"五化工程"：目的是通过完善服务设施和条件，实现服务流程再造，为患者提供一个较为舒适的医疗环境，改善患者的体验，缓解就医痛苦。为不同医疗机构筹集总计5亿元的环境条件改善资金，实现美化、绿化、清洁化、人性化、达标化的"五化工程"。

跨区域协同项目：建立8个专业的域内外协同联盟，建成20个县域医共体，与域外20家医院建立帮扶协作关系，建立合理的域内外诊疗通道，实施分层逐级带动战略，开展有序、有效、科学、合理的分级诊疗。

服务能力提升项目：实施"机制创新项目"，深化医疗卫生体制改革，改革人才管理和薪酬制度。提供不断改善临床人员职业发展的机会，构建努力工作、不断进取、强化能力、彰显水平的激励机制，营造突破、超越、奋发、贡献、卓越、满意的医疗文化氛围，推动医院文化提升，缩小本区域医疗水平与周边医疗机构的差距。

5G医疗卫生信息工程：应用5G技术开展远程诊疗，使基层特别是边远地区能够获得医疗中心的同质化服务，为基层建立智能化辅助诊疗系统。打通与周边医疗中心和国家医疗中心的互联网远程诊疗系统，快速提高基层医疗服务质量，把更多患者留在基层，留在家门口。

医院文化建设项目：加强医院文化建设，强化人文关怀，提供个性化服务。提高医务人员职业素养，优化管理流程，改革管理体制，为患者提供更加满意的服务。

公共卫生服务项目：扎实推进公共卫生服务均等化，完善基层全科医疗制度，落实三级预防，筑牢居民"不得病、晚得病、少得病"防线，大力降低高血压、糖尿病、慢性阻塞性肺疾病、肿瘤的发病率。提高全市居民健康素养和健康水平。引导居民树立科学合理的就医观。

4）山城市"十四五"卫生规划主要内容：以下是山城市政府发布的"十四五"卫生规划公文结构，是该市"十四五"期间卫生工作的蓝图。

山城市"十四五"区域卫生规划

第一章　规划背景
　第一节　基本现状
　第二节　主要问题
　第三节　面临的形势
第二章　总体思路
　第一节　指导思想
　第二节　规划目标
　第三节　基本原则
第三章　总体布局与资源配置
　第一节　医疗卫生机构设置
　第二节　卫生资源配置
第四章　重点任务、措施、项目
　第一节　实施医疗卫生系统"增量扩容项目"
　第二节　实施设备技术更新"3个1项目"
　第三节　实施医疗技术"赶超工程"
　第四节　实施"人才培养激励'15113工程'"

5）进度安排与责任分工

第一，规划分阶段计划。表3-2是山城市"十四五"区域卫生规划重点任务按年度执行的计划表，供安排资源投入、推进项目和工程、监测评估和制订具体工作计划使用。

表3-2　规划重点任务的分阶段计划

规划任务		第一年		第二年		第三年		第四年		第五年	
		1—6月	7—12月	1—6月	7—12月	1—6月	7—12月	1—6月	7—12月	1—6月	7—12月
硬件建设	机构建设										
	机构扩容										
	环境优化										
	条件改善										
	设备配置										
	信息化建设										
软件建设	人员引进										
	人员提高										
	能力提高										
	保障激励										
	制度改革										
保障支撑	文化建设										
	社会动员										
	政策支撑										
	财政保障										

注：表中颜色越深表示任务越重要，是关键路径的关键节点。

第二，规划相关部门的责任与协调。实施区域卫生规划，不只是卫生系统的任务，需要政府各部门、社会各界的支持配合，更需要广大公众的参与。其中政府是执行规划的主体，负有法定责任。按照现有政府组成部门设置分解的部门责任，供各部门落实规划任务时参考，也供社会进行监督，是卫生健康委协调工作的依据，如表3-3所示。

表3-3 落实规划政府相关部门责任

任务／项目	具体内容	产出指标	时间	牵头部门		协同部门		前置条件
				机构	责任人	机构	联系人	
机构新建、扩建、改建、扩容	市／县区／乡村医疗卫生机构建设	完成建设面积、床位；供求平衡，满足需求	前3年	各级卫生健康委及相应机构	机构主要负责人	发改／财政／国土／规划／环保／设计／建设等	机构相关负责人	有空间规划，资金到位
设备更新	市／县区／乡村医疗卫生机构设备配置	设备到位率、安装数量；利用率和使用效果	前2年	各级卫生健康委及相应机构	机构主要负责人	发改／财政／政府招标采购／中标商等	机构相关负责人	有大型设备配置指标，资金到位，有合格场地
人员引进提高	引进骨干人员和学科带头人，补充不足，提高现有人员能力	工作积极性提高，作用充分发挥，服务水平提高，公众满意率提高	规划期	各级医疗卫生机构	机构主要负责人	人社／编制／教育／培训基地等	机构相关负责人	有保障措施、有经费、有具体计划、有准入要求
区域协同	与域外周边优质医疗卫生机构合作，多形式关键技术帮扶和协同	协同机制建立，协作效果明显，解决当地问题，专科建设数量，技术骨干数量	前4年	卫生健康部门	机构相关负责人	市县区政府及各级卫健委／医疗卫生机构等	机构相关负责人	有区域合作需求和意愿，有政策支持
体制改革	体制、机制多方面改革，包括医保制度、药品采购供应、人员激励、管理系统	理顺各种关系，克服瓶颈、补长短板，相关指标数据	规划期	市县区政府及相关部门	各部门主要负责人	相关部门	各部门相关负责人	针对问题，明确目标，解放思想，政府支持、多部门机构配合
能力提升	有效综合利用设施、空间、设备、政策等资源，通过改革体制机制，提高服务效率和水平	医疗卫生服务水平提高，主要问题得到解决，群众满意度增加，公众健康水平提高	规划期	卫生健康等多部门	各机构主要负责人	人社／编制／财政／卫健委	机构相关负责人	政策明确、资金到位，良好的"放管服"环境

山城市区域卫生规划编制报告基本形成后，卫生健康系统进行了反复协调和讨论，先后5次召开不同类型的专家论证会，并且多次征询社会各界、市政府相关组成部门的意见，最后提交市委、市政府研究通过。所需经费列入政府预算。规划文件于2020年底由市政府正式发布。

四、实 训 任 务

（一）实训内容

本实训案例以规划流程为训练主线，包括现状分析、需求预测、设定目标、改善供给（项目、任务、措施）、供需平衡、行动计划（实施方案）、监测评价及保障措施（资源、经费、政策）。每一项工作任务均按流程节点列出具体训练内容，同时提出相对应的训练目标要求，如图3-7所示。

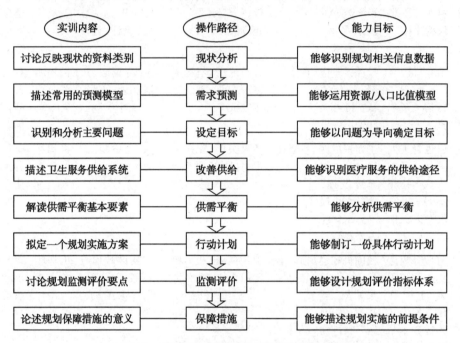

图3-7　区域卫生规划制定实训案例设计思路

（二）实训步骤

1. 推演区域卫生规划编制的步骤。

2. 以山城市"十四五"末人口数量为测算基础，用资源／人口比值法预测"十四五"末山城市医师、护士、全科医生、病床的需求数量。

3. 针对"医疗服务供给不足"问题，填写图3-8鱼骨图中的具体影响因素。

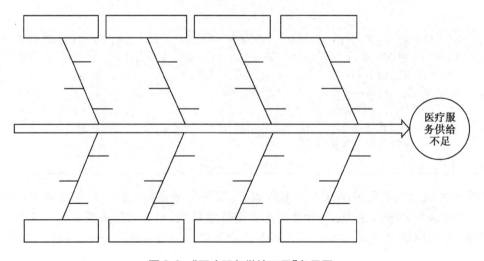

图3-8　"医疗服务供给不足"鱼骨图

4. 以规划背景为基础，对山城市如何解决"医疗服务供给不足"进行 SWOT 分析，填写图 3-9 分析图。

优势是什么？如政府积极投入	劣势是什么？如基层服务能力薄弱
机会有哪些？如远程医疗	挑战是什么？如患者就医取向

图 3-9 "医疗服务供给不足"SWOT 分析图

5. 分析解决"医疗服务供给不足"问题在规划中是如何起到导向作用的。

五、实 训 说 明

（一）实训组织形式

第 1 个实训任务以小组为单元进行推演。6~9 名同学为一个讨论小组，推荐一名同学为组长组织实施。指导教师提供咨询。

第 2 个实训任务以小组为单元进行演练，针对每个指标进行测算和讨论。

第 3 个实训任务以小组为单元进行模拟，每名同学在教师指导下填写鱼骨图的内容，之后进行小组讨论，最终完成小组的"鱼骨图"填写内容。

第 4 个实训任务以小组为单元讨论分析，最后各组形成一个完整的 SWOT 分析结果。

第 5 个实训任务在教师指导下以小组讨论的形式完成。

（二）实训要求

1. 小组讨论应该鼓励每位同学积极思考、参与辩论，小组长把所有同学的发言记录在写字板上，供大家分享。

2. 真实推演或模拟活动，指导教师应该事先设计出评价表用于对学生进行评价。

（三）实训考核

根据实训中学生的表现对每名学生给予考核评价（参见表 3-4，考核评价按照 1~3 的等级打分，3 为最高分值，1 为最低分值）。

表 3-4 实训成绩考核评价表

实训任务	理解程度	思维方式	现场反应	知识掌握	完成程度	正确程度	参与态度	总计	备注
1									
2									
3									
4									
5									
合计									

六、知　识　巩　固

（一）政策知识要点

1999 年 3 月 15 日，国家发展计划委员会、财政部、卫生部印发《关于开展区域卫生规划工作的指导意见》（计社会〔1999〕261 号），重点内容如下。

1. 基本要求　区域卫生规划要以满足区域内全体居民的基本卫生服务需求、保护与增进健康为目的，对机构、床位、人员、设备等卫生资源进行统筹规划，合理配置。其目标是构建与国民经济和社会发展水平相适应的，有效、经济、公平的卫生服务体系和管理体制，改善和提高卫生综合服务能力和资源利用效率。区域卫生规划由政府负责制定并组织实施。区域内各部门、各行业以及军队对地方开放的卫生资源全部纳入规划范围，个体行医以及其他所有制形式的卫生资源配置必须服从规划的总体要求。区域卫生规划以市（地）行政区域为基本规划单位。区域卫生规划的周期一般为 5 年。

2. 基本原则

（1）从国情出发，与区域内国民经济和社会发展水平相适应，与人民群众的实际健康需求相协调。

（2）优先发展和保证基本卫生服务，大力推进社区卫生服务。重点加强农村卫生和预防保健，重视和发挥传统医药在卫生服务中的作用。

（3）符合成本 - 效益原则，提倡资源共享，提高服务质量和效率。通过改革，解决资源浪费与不足并存的矛盾。

（4）加快卫生管理体制和运行机制改革，对区域内所有卫生资源实行全行业管理。

（5）解放思想，实事求是，因地制宜，敢于冲破现有条条框框的束缚，边规划，边调整。

通过实施区域卫生规划，促进医疗卫生服务供需平衡，引导卫生事业以人民健康需求为导向，走注重质量和效益、以内涵建设为主的发展道路，实现健康、协调和可持续发展。

（二）理论知识要点

1. 规划与区域卫生规划的概念

（1）规划的概念：规划是对未来发展的设计和安排，是个人或组织制定的比较全面长远的发展计划，是融合多要素、多人士看法的某一特定领域的发展愿景，是对未来整体性、长期性、基本性问题的解决思路、科学谋划和行动方案。规划具有战略性、地域性、综合性、系统性、时间性、强制性等特点。

（2）区域卫生规划的概念：1997 年，《中共中央、国务院关于卫生改革与发展的决定》中首次提出"区域卫生规划"的概念和内涵，指出"区域卫生规划是政府对卫生事业发展实行宏观调控的重要手段，它以满足区域内全体居民的基本卫生服务需求为目标，对机构、床位、人员、设备和经费等卫生资源实行统筹规划、合理配置。"市（地）级政府根据中央和省级人民政府制定的区域卫生规划指导原则和卫生资源配置标准制定当地区域卫生规划，并组织实施。卫生行政部门依据区域卫生规划，对区域内卫生发展实行政策指导、组织协调、监督检查。

2. 区域卫生规划的目标　区域卫生规划以满足区域内全体居民的基本卫生服务需求、保护与增进健康为目的，对机构、床位、人员、设备等卫生资源进行统筹规划，合理配置。其目标是构建与国民经济和社会发展水平相适应的，有效、经济、公平的卫生服务体系和管理体制，改善和提高卫生综合服务能力和资源利用效率。

3. 区域卫生规划的特点

（1）规划从区域和人群出发，以居民的主要卫生问题为依据，以居民健康指标为目标，而不是以床位数、人员数的增长为目标。

（2）规划以优化配置区域卫生资源为核心，围绕区域人群健康目标这个中心，对区域各项卫生资源"规划总量、调整存量、优化增量"，特别是对存量卫生资源从结构、空间分布上进行横向和纵向调整，推行卫生全行业管理，按照公平、效率的原则合理配置，使有限的卫生资源得到充分利用。

（3）规划采取产出决定投入的计划模式，要求采取的干预措施符合成本 - 效益原则，推动卫生资源向成本低、效益高的卫生服务领域流动，更好地提高卫生事业的社会效益和经济效益。

（4）规划着眼于提高卫生系统的综合服务能力，明确各层次各类医疗卫生机构的地位、功能及相互协作关系，形成功能互补、整体的、综合的卫生服务体系。

（5）规划从编制、实施到评价有其一套科学的管理程序。

4. 卫生服务需求及预测

（1）卫生服务需求预测法的概念：通常有定性预测法和定量预测法。定性预测法是基于判断、直觉和经验判断的方法，本质上来说是主观的。主要包括德尔菲法、部门主管人员意见法、居民健康需求调查法、卫生工作人员意见法等。定量预测法是根据已掌握的比较完善的历史统计数据，运用一定的数学方法进行科学的加工整理，借以揭示有关变量之间的规律性联系，用于预测和推测未来发展变化情况的一类预测方法。可分为因果关系模型和时间序列模型两大类，常用的如资源 / 人口比值法、卫生服务需求法等。

（2）资源 / 人口比值法：资源 / 人口比值法是指某种卫生资源拥有数量与人口数量的比例。如每千人口拥有的医师数，每千人口拥有的护士数，每千人口拥有的病床数等。这是反映卫生资源相对数量的一类重要指标。根据确定的目标可以计算一定时期内某一资源需要的配置数量。计算方法：某一类卫生资源（如全科医师）总数 / 服务人口总数×1 000‰＝平均每千人口拥有的数量，再根据目标年人口数量×目标年预期比值，便可以计算出规划期间需要补充的数量，把这个数据作为具体指标安排在规划期内实现。该比值的目标值是根据上级要求的配置标准或当地政府根据社会经济发展需要确定的。如山城市确定的指标是到"十四五"末，全市平均每万人口全科医生数达到 2.2 人，平均每千人口执业（助理）医师数达到 3.0 人，平均每千人口注册护士达到 3.3 人，平均每万人口公共卫生人员数达到 1 人，平均每千人口病床数达到 7.69 个床单位。按照这些目标比值就可以分别预测出全市 5 年规划内各项资源需要补充的数量，把这些需要补充的数量安排为规划任务。需要注意，人员预测的时候要减去自然减员数量如退休、死亡、流失等。不同时期的区域人口预测数量由专门机构提供，是比值法计算的基础。

（3）卫生服务需求法

1）概念：卫生服务需求是指在一定的时期、一定的价格水平下，消费者愿意并能够购买的卫生服务的总量，其有两个基本条件：一是卫生服务愿望，二是消费者有支付能力，包括个人卫生服务需求和市场需求。个人卫生服务需求是指在一定的时间内在各种可能的价格下愿意并能够购买的某种卫生服务，其实现类型及数量取决于消费者相对于价格、保障状况的收入水平（预算约束）、卫生服务的效果和个人或家庭的消费目标与偏好。市场需求指某一特定市场、在一定时间内、在各种可能的价格水平下所有消费者愿意并能够购买的某种卫生服务的数量，是个人需求的总和。

2）影响因素：经济学因素（如卫生服务的价格、经济收入、货币储蓄、消费偏好等）、健康状况、供给状况、医疗保健制度、时间、供给者的双重身份等。

3）预测方法：①社会人口因素预测方法：如人口年增长法、如双曲线预测法、马尔萨斯人口模型、Logistic 增长模型等。②传染病发病率预测方法：如回归分析法、时间序列法、神经网络法等。③公共卫生服务机构费用预测方法：如回归分析法、神经网络法、参数法、灰色系统法等。

【参考文献】

[1] 万崇华,姜润生.卫生资源配置与区域卫生规划的理论与实践[M].北京:科学出版社,2013.

[2] 白志勤,饶克勤.区域卫生规划的理论与实践[M].北京:中国协和医科大学出版社,2011.

（席　彪　赵丽颖）

模块四　卫生应急管理

一、实 训 目 标

通过卫生应急管理案例及实训,主要实现如下教学目标。

1. 知识方面　了解我国应急体系基本框架、管理体制和运行机制,掌握突发公共卫生事件应急处置过程的实践要点。

2. 能力方面　以实训案例为抓手,全方位参与卫生应急管理的计划、组织、领导、协调与控制,熟知突发公共卫生事件的预防与准备、响应与处置、恢复与重建等阶段特点,培养早期预防、及时处置、协调应对、资源整合、属地管理等基本管理思维,训练学生在应急情况下的研判、决策、沟通等能力。

3. 思想政治方面　以"人民安全是国家安全的基石,人类健康是社会文明进步的基础"为指导准则,以科学决策、高效响应为管理理念,以坚持"人民至上、生命至上"为价值导向,树立底线思维,强化统筹协调。

二、实 训 框 架

1. 卫生应急管理体系的总体框架　该框架的三"边"由重大疫情传播规律、卫生健康系统处置能力与社会干预措施构成:①从传播途径、传播频率等五方面掌握重大疫情传播规律,为精准有效应对疫情奠定基础;②加强卫生健康系统改革和建设,提高监测预警能力,实时排查资源底数现状,及时扑灭疫情,实现两"边"配合;③针对卫生健康系统处置能力不足导致无法完全防控疫情的情境,加强第三"边",即强化社会干预措施(详见图4-1)。该框架提供了三角平衡的理论基础,不同国家和地区重大疫情防控的战略可依据实际状况实行动态调整。

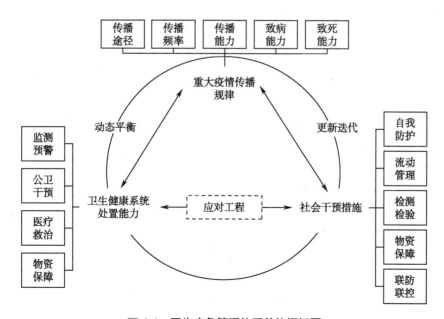

图 4-1　**卫生应急管理体系总体框架图**

2. 基本概念　卫生应急管理主要研究由各种自然灾害、事故灾难、社会安全事件所引发的严重突发公共卫生和社会危害事件的发生、发展和演变规律,以及人类科学应对的行动和策略;通过对突发公共卫生事件的预防与准备、响应与处置、恢复与重建等过程的计划、组织、领导、协调与控制,全方位、成体系地探索卫生应急管理相关实践、理论、方法及综合策略,预防、控制并削减突发公共卫生事件危害和影响。

3. 实训模块的设计思路　本实训案例模拟某一种全球流行性新型流感病毒(该新型流感病毒为虚构病毒,其相关流行病学特征在实训案例中有详细描述)所造成的呼吸道疾病在国外流行并输入传播引发国内流行的情景,涵盖外防输入、应对流行、恢复重建三个阶段,针对各个阶段的不同特点以及可能面临的问题,训练学生事前、事中、事后的卫生应急管理思维。实训模块的整体思路如图4-2所示。

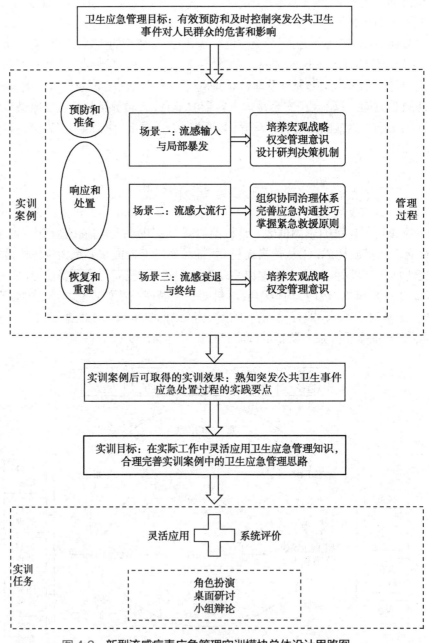

图4-2　新型流感病毒应急管理实训模块总体设计思路图

三、实训案例

（一）案例背景

20××年3月上旬，东南亚H国报告若干起不明原因呼吸道疾病暴发疫情。首个报告疫情的小镇已发现至少289例相关确诊病例，其中94人正在接受住院治疗，28人因严重肺炎或急性呼吸衰竭而死亡，疫情相关统计数据还在快速攀升。针对感染人群的初步流行病学调查资料显示：部分患者为农贸批发交易行业相关经营、采购人员。该国卫生部门正在对有关地区加强监测，进一步了解疫情传播情况。

20××年4月1日，WHO正式命名该病毒为"HxNy流感病毒"。WHO持续监测事态发展，研究发布国家能力审查工具以及各项防控工作指南，并呼吁其他国家积极开展监测和防范，督促H国进一步开展调查以确定疫情源头。

（二）案例内容

1. 场景一：流感输入与局部暴发　20××年4月1日，我国成立了由多部门参与的应对流感大流行联防联控工作机制。同时，国家和各省进入应对流感大流行准备阶段。

口岸城市和沿海省份加强了流感监测，提升哨点医院和网络实验室能力，提高流感常规监测工作敏感性。各地出入境检验检疫机构对来自疫情发生国和地区的人员和物资加强检验检疫工作，及时发现、报告和移交可疑病例，及时发现、报告和处置受污染物资。

4月5日，S市报告发现我国首例境外输入确诊病例。此后，在我国沿海和口岸城市陆续发现境外输入病例，均按照"关于做好境外输入疫情防控工作方案"的要求进行了规范处置和管控，未出现本地感染病例。

4月15日，我国某沿海城市W市报告了一起流感样病例疫情：指示病例（首先被发现和确诊的病例）张某于4月15日早晨出现流感样症状，并于当日下午前往MT社区卫生服务中心就诊。接诊医生获知其儿子（李某）有H国旅居史并在13日出现轻微咽喉部不适。接诊医生高度警惕，立即上报辖区疾控中心，并根据上级指示对两人采取就地隔离措施，同时通过负压救护车将他们转运至当地传染病定点医院进行隔离治疗。

辖区及市疾控中心接到报告后，立即开展流行病学调查、采样和疫点处理等工作，并将调查结果报告同级卫生行政主管部门。

省、市疾控中心实验室连夜开展检测工作，16日凌晨4点初步结果高度怀疑是一种新的流感病毒毒株，立即报告上级业务部门。16日上午8时，该省宣布启动省级Ⅲ级应急响应，开展病例及其密切接触者的追踪和管理，严防疫情扩散蔓延。相关卫生应急管理部门根据流行病学调查结果将两名患者的相关接触者176人划分为密切接触者和次密切接触者。在对涉疫人员采取管制措施的同时对患者前往过的场所进行全面消毒和封控管理。

经病毒全基因组测序证实：引起本次聚集性感染疫情的病原为新型HxNy流感病毒。在患者的相关接触者中，有11人出现相关症状。经过两周的集中隔离医学观察后W市未再出现新病例，5月1日解除了对MT社区的封控管理。

2. 场景二：流感大流行　20××年五一长假后期，我国内地某省份X市各医疗机构门诊就诊的发热病例数大幅增加。经初步统计分析，5月1日至6日共出现3 100余例流感样病例。目前疫情暴发源头不明。同时，每日新增病例数正在呈指数增长。

经流行病学调查发现：X市疫情的首批确诊病例中有87名6~12岁年龄组患者同为HY学校的学生。核实HY小学的缺勤登记系统后发现：四年级的蓉蓉和三年级的冰冰分别于4月29日和30日请病假。进一步调查发现，冰冰的父亲曾于4月28日乘飞机从W市返回X市，但经检测，冰冰和其父亲均排除新型流感病毒感染。蓉蓉的家长近期无外出史，但蓉蓉的母亲4月

25 日曾出现轻型流感症状后自行痊愈。蓉蓉一直高热不退，多次到医院就诊并接受输液治疗，后被收住隔离病房隔离治疗。蓉蓉和其母亲经采样检测，确诊为新型流感病毒感染，蓉蓉母亲的感染来源不清。

5 月 8 日，X 市当日确诊病例超过 500 例，现有危重患者 80 例，已死亡 20 例。随着疫情持续扩散，大量发热流感样病例涌入各级医院发热门诊，医院床位、医护人员、防护物资（例如医用口罩、防护服、消毒液）均出现紧缺，医疗资源遭到严重挤兑。民众出现恐慌情绪，并存在抢购药品和囤积食物等现象。

5 月 9 日，该省另外两个市 Y、Z 两市共报告确诊病例 18 例。5 月 10 日，Y、Z 两市合计报告新增确诊病例 400 例，1 例死亡。

5 月 10 日，该省立即启动省级 I 级应急响应并下发相关通知，要求全省各级人民政府和相关部门做好相关应急处置和救援工作。

5 月中旬，疫情还在持续扩散。此轮疫情已在全国范围乃至全球范围内引起广泛关注。

3. 场景三：流感衰退与终结 18 个月以后，随着疫苗的广泛使用，我国新型流感病毒感染疫情得到了有效控制。此轮疫情累计确诊 40 万余例，死亡报告 3 200 例。面对疫情的逐渐好转，我国各级政府开始着手恢复与重建工作。

四、实训任务

结合案例内容，为方便实训任务的开展，表 4-1 总结了应对疫情的关键活动和关键主体，作为三个场景实训任务的参考。

表 4-1 应对新型流感疫情的关键活动及其关键主体

关键活动	关键行为	主要举措	关键主体
信息发布与社会意识引导	公开透明发布疫情信息	每日疫情更新、联防联控机制新闻发布会、科学回应疫情	新闻主管部门、媒体
	普及防控科学知识	发布"防控指南"、心理干预与指导	卫生健康主管部门、疾控中心、社区、高校、医院、企业
	加强社会意识引导	发布权威专家疫情解读、及时辟谣、科学管理复杂信息	新闻主管部门、媒体
交通管控与活动管制	边境管制	出入境管理	交通主管部门、公安部门、外事主管部门、海关主管部门
	交通停运与道路管制	公共交通停运、分级交通设卡	交通主管部门、公安部门
	聚集性活动管制与公共场所消毒	关闭部分公共场所、公共场所消毒、居家办公、学校实施远程教学、娱乐活动管制	社区、学校、企业、疾控中心
	居家隔离与减少人员流动，控制社交距离	社区封闭式管理、全民居家隔离、限制居民出行次数和时长、佩戴口罩、公共场所设置"一米线"或挡板	社区、商业中心
流行病学调查与动态监测	监测排查，开展流行病学调查	病例排查、体温监测、开展流行病学调查	公安部门、医院、疾控中心、社区、交通主管部门、卫生健康主管部门
	建立信息化动态管理体系	分区域防控施策、智慧大数据监控、电子追踪管理	公安部门、卫生健康主管部门、疾控中心

续表

关键活动	关键行为	主要举措	关键主体
流行病学调查与动态监测	提高病毒检测能力，扩大检测范围	试剂盒供应、增加检测机构、缩短检测周期、确保检测质量；必要时开展大规模检测、复工复课检测	医院、疾控中心、检测机构、检测人员、学校、企业
优化诊疗方案与提高救治率	集中隔离治疗，控制疾病传播	集中隔离治疗，设立定点医院	卫生健康主管部门、医院
	改良治疗方案和提高救治率	改进中西医诊疗方案、远程医疗	医院、科研机构、卫生健康主管部门
	医护人员调配	调动医生、护士、流调人员、检测人员、社会志愿者等	医院、卫生健康主管部门、社会组织
加强药物筛选与疫苗研发	加强药物筛选	临床观察与总结、药物筛选	医院、科研机构、科技主管部门
	鼓励流感病毒疫苗的研发	加快疫苗专利审查、发布技术标准	科研机构、科技主管部门、市场监督主管部门、药监主管部门、知识产权主管部门
	疫苗的生产	保障和促进疫苗的生产	工信主管部门、科技主管部门、卫生健康主管部门、市场监督主管部门、药监主管部门
	疫苗的获取与分配	疫苗定价、疫苗分批接种	物价主管部门、卫生健康主管部门、接种机构和人员
资源统筹与物资保障	医疗物资调配	调配呼吸机、负压救护车，增设相关床位	交通主管部门、医院、卫生健康主管部门
	医疗防护物资生产和供给	生产和调配口罩、防护服、消毒液等	企业、交通主管部门、工信主管部门、市场监督主管部门、药监主管部门
	生活物资增补与统筹调配	生活物资运输、将物资配送纳入社区服务	社区、交通主管部门、企业
	加强医保在抗击疫情中的作用	调整医保支付范围、为流感预防和治疗开辟绿色通道	医保主管部门

实训任务旨在让学生在实训案例中熟知新型流感病毒疫情的应急管理流程和内容；在此基础上，学习如何在实际工作中灵活运用卫生应急管理知识。实训任务主要围绕上述两方面进行设计和训练。

案例中流感的输入与局部暴发场景旨在培养宏观战略和权变管理的能力。教师应引导学生思考并讨论国际背景下新型流感病毒暴发所涉及的"关键问题"；若时间充裕，可进一步采用分组讨论的模式共同完成该阶段的"阶段评估表"。

案例中流感的大流行场景旨在引导学生学习多部门间组织协同治理体系，明确各个部门职责，完善突发应急事件的风险沟通、紧急救援、资源整合机制；同时，高效开展疫情调查处置工作。教师应引导学生讨论相关问题；若时间充裕，可进一步采用分组讨论的模式共同完成该阶段的"阶段评估表"。

最后，在流感衰退与终结场景中，学生将从宏观战略和权变管理能力培养层面入手，进一步提升对应对突发公共卫生事件应急管理知识的掌握。由于课时限制，此阶段的案例内容、关键问题讨论及阶段评估表未在教材里给出详细展示。

三个场景的具体实训任务如下。

（一）场景一：流感输入与局部暴发

总结此时我国的应对策略，从国家宏观防控策略的角度分析当下卫生应急管理需要解决的关键问题。

1. 针对当前疫情发展态势，如何确定我国的应急响应级别，其主要目标、挑战和响应的准备工作有哪些。

2. 我国哪些机构需要参与疫情监测和预防控制工作，且可以通过哪些措施去落实疫情监测和预防控制工作（例如出入境检验检疫、启动发热门诊、药品监测等）。

3. 我国如何开展疫情的信息发布和宣传教育工作。

4. 省、市面对疫情，如何进行预防准备、应急监测和控制工作。

5. 各个省、市应如何开展疫情的信息发布和宣传教育工作。

6. 如何解决跨省人口流动、物资的储备和供应问题。

请各小组完成输入与局部暴发场景评估表（表4-2）。

表4-2 输入与局部暴发场景评估表

评估内容	总分	评估指标	评分
1. 应急技术培训、预案演练与医疗准备	15		
2. 应急监测以及预防控制	20		
3. 疫情报告、通报和公布	30		
4. 宣传教育	5		
5. 进出口管控措施	15		
6. 跨省人口管控措施	5		
7. 物资储备与供应	10		

（二）场景二：流感大流行

总结该场景中在省、市、县（市、区）及基层社区层面需要解决的关键问题。

1. 疫情的传播特点、流行态势和特征。

2. 在省、市、县（市、区）及基层社区层面启动应急管理的主要目标和挑战。

3. 可能会出现的其他公共卫生和社会问题。

4. 如何有效控制疫情扩散蔓延的势头。

请各小组完成大流行场景评估表（表4-3）。

表4-3 大流行场景评估表

评估内容	总分	评估指标	评分
1. 应急监测、预警和风险评估	10		
2. 信息发布与通报	15		
3. 应急反应措施	45		
4. 物资保障	20		
5. 社会措施	10		

（三）场景三：流感衰退与终结

建议从以下几个方面分析总结该场景中需要解决的关键问题和应对策略。

1. 应急管理的主要目标和挑战。

2. 如何鼓励居民配合疫苗接种。

3. 如何快速平稳地复工复产,恢复社区生活和社会经济。

4. 总结回顾各场景疫情防控策略,总结经验、梳理问题,完善预案、细化方案。

五、实 训 说 明

(一) 实训组织形式

卫生应急管理实训采用桌面研讨和小组辩论的形式展开。教师作为引导人,首先基于该实训案例进行应急管理知识的复习;采用桌面研讨、小组辩论的方式在课堂上讨论关键问题,并引导学生共同完成评估表。

根据课程的实际进度与整体规划,教师以场景一和/或场景二为讨论基础,进行引导和研讨。场景三内容可自行开发、讨论。

(二) 实训要求

要求所有成员积极投入实训,共同分析、讨论,通过沟通协作完成训练,并根据教师要求提交书面或电子文档。

(三) 实训考核

实训成绩考核由教师根据情况进行设计,成绩构成可以包括小组整体得分、小组角色得分、汇报得分等;可以采用教师评分和学生互评等相结合的方式进行评分。

六、知 识 巩 固

(一) 政策知识要点

1.《国务院办公厅关于推动疾病预防控制事业高质量发展的指导意见》(国办发〔2023〕46号)

2.《国际卫生条例(2005)》修正案:2024年6月1日,世界卫生大会通过一揽子《国际卫生条例(2005)》修正案,以确保所有国家建立起全面、健全的公共卫生制度,加强全球对大流行病等突发公共卫生事件的防范、监测和应对能力。

3.《中华人民共和国传染病防治法》

4.《中华人民共和国突发事件应对法》:2007年8月30日第十届全国人民代表大会常务委员会第二十九次会议通过,2024年6月28日第十四届全国人民代表大会常务委员会第十次会议修订。

(二) 理论知识要点和辅助工具

1. 流感的基础知识　流感是由流感病毒引起的急性呼吸道传染病。流感病毒有4种类型:甲型、乙型、丙型和丁型。引起流感季节性流行的病毒主要是甲型流感病毒中的H1N1、H3N2亚型以及乙型流感病毒中的Victoria谱系。流感很容易传播,在学校、托幼机构和养老院等人群聚集的场所易暴发疫情。当感染者咳嗽或打喷嚏时,含有病毒的飞沫会散布到空气中,可以感染附近的人;病毒也可以通过被流感病毒污染的手传播。症状在感染后1~4天开始,通常持续约一周,症状包括急性发热、咳嗽、头痛、咽痛、肌肉和关节痛、流鼻涕等。

WHO估计,全球每年约有10亿例季节性流感病例,重症病例达到300万~500万例,每年导致29万~65万起呼吸道死亡。孕妇、婴幼儿、老年人和慢性病患者等高危人群感染流感后危害更为严重。接种疫苗是预防流感的最好方法,建议高危人群每年接种疫苗。其他预防方法包括:经常洗手并擦干,咳嗽或打喷嚏时捂住口鼻,正确处理纸巾,感觉不适待在家里,避免与患者密切接触,避免触摸自己的眼部和口鼻部。

2. 卫生应急管理的概念和框架,请见本章开头"实训框架"的内容,也可以参考卫生应急管理相关教材。需要特别指出,卫生应急管理的知识、法规和文件处在不断更新修订中,需注意及时关注。例如,在 2021 年 12 月召开的世界卫生大会特别会议上,WHO 成员国启动了世界首份大流行协定的制定。但是,直到 2024 年 6 月的世界卫生大会闭幕,《大流行协定》尚未完成谈判。

3. 为辅助实训任务的开展,建议复习 SEIR 传染病动力学模型。有条件的地区可以配合使用基于模型建立的传染病模拟仿真平台。平台可以实现疫情可视化展示和教育,基于真实世界数据预测疫情发展(图4-3),指导医疗卫生资源配置(图4-4),并探索医防协同、医防融合机制。

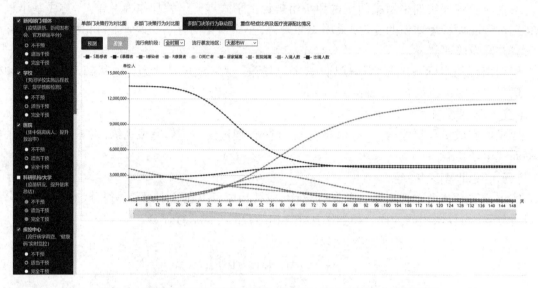

图4-3　模拟仿真平台展示易感者、康复者、死亡者等变化趋势预测

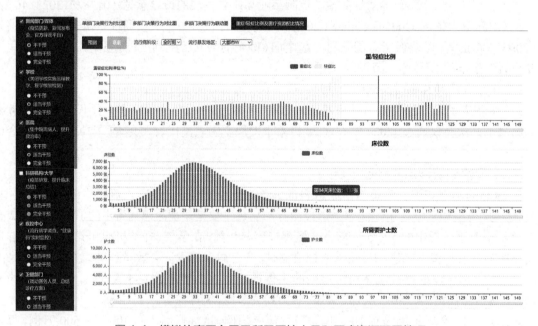

图4-4　模拟仿真平台展示所需医护人员和医疗资源配置情况

（朱纪明　曾华堂）

模块五 卫生项目管理与评价

一、实 训 目 标

通过卫生项目管理与评价案例及实训,主要实现如下教学目标。

1. 知识方面 掌握卫生项目管理的基本要求,以及卫生项目评价理论、逻辑框架、评价步骤等知识要点。

2. 能力方面 培养和提升卫生项目评价方案设计、评价问题确定、评价指标构建、数据收集和分析、评价报告撰写等能力。

3. 思想政治方面 提升学生开展卫生项目管理与评价的科学性和严谨性,培养责任感和使命感,锻炼系统思维和团队精神。

二、实 训 框 架

项目是指有组织、有资源(人力、财力、物力)投入来实现一个或多个目标所确定的方案、计划、程序等的总称。卫生项目管理是针对特定卫生问题,应用有关知识、技能、工具和技术,对卫生项目全周期进行统筹规划和实施管控,以保证其实现预期的健康效益和效果的过程。项目管理一般可分为准备、实施、评价、完工 4 个管理阶段。项目准备阶段主要任务是确定项目意向书、编制项目计划书、制定项目合同书;其主要技术活动为项目需求评估、可行性评估。项目实施管理阶段主要任务是制定项目实施方案,并按照预定计划执行各项活动。项目评价阶段主要任务是分析项目实施出现的差异、问题及其原因,评价项目产出、结果和影响。项目完工阶段主要任务是项目总结、项目审计、项目反馈、项目推广等。项目管理周期的总体框架如图 5-1 所示。

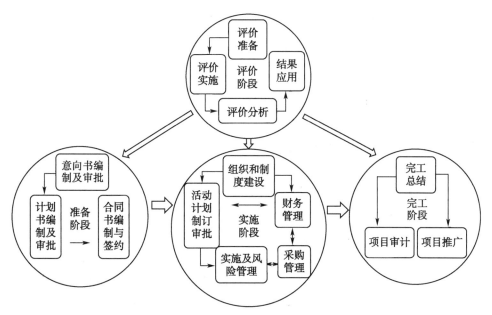

图 5-1 卫生项目管理周期总体框架图

本模块拟将项目评价作为实训的切入点,通过对项目评价逻辑思维、评价模型、评价方法的学习,提高项目评价的能力,并加深对卫生项目管理全周期的了解。项目评价指按照项目预先设定的目标,对一个正在实施的或已完成的项目活动情况、项目结果进行系统性、客观性评价,分析项目的进度、效率、效果、影响等情况,并以此作为判断项目实施结果和项目改进的重要依据。项目评价在项目管理中起着举足轻重的作用,它既是项目管理周期中的一个独立阶段,又贯穿于项目管理的全周期。项目管理是动态过程,项目评价是项目动态调整的基础,为项目持续改进提供依据。

本模块实训案例将以 W 县高血压患者健康管理服务项目为例,描述该项目的背景、计划方案、实施方案以及基于复合评价模型(logic, factor, environment model; LFE 模型)的项目评价过程。实训任务将主要在 LFE 模型的指导下,模拟训练 W 县糖尿病患者健康管理项目的评价过程。卫生项目管理与评价实训模块总体设计思路如图 5-2 所示。

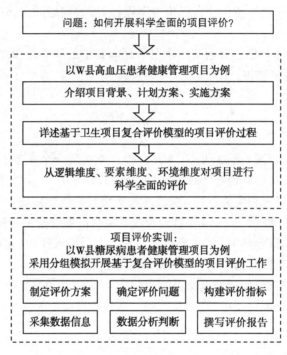

图 5-2 卫生项目管理与评价实训模块总体设计思路图

三、实训案例

(一)案例背景——我国卫生项目管理与评价现状

为推进医疗卫生事业的发展,我国实施了众多卫生健康项目,内容涵盖医疗卫生服务体系建设、体制机制改革、服务模式探索等。总体来说,目前我国的卫生项目管理和评价还处于摸索阶段,主要存在以下几方面问题:重视不足;缺乏项目管理理论指导;管理不规范;管理方法技术不成熟等。在项目管理方面,虽然国家出台了一些关于加强卫生项目管理的文件,但从应用角度就如何具体做好卫生项目管理尚未给出详细阐述。在项目评价方面,关于卫生项目评价方法的研究不多,研究深度不够,各研究之间的关联性也欠佳;在如何保证项目评价方案设计的科学性、项目实施影响因素分析的科学性和项目可持续性分析的科学性方面,还存在不足。

（二）案例内容

1. 项目背景 W县位于我国东北某省，由于地处高纬度寒冷地区，以及当地高钠低钾饮食习惯和饮烈性酒等风俗，该县的高血压流行形势严峻。20××年，该县18岁及以上人群的高血压患病率高达37.6%，其中60岁及以上老年人群的高血压患病率达到70%以上；同时，W县18岁及以上人群的高血压知晓率、治疗率和控制率分别仅为30.2%、24.7%和6.1%。高血压可引起脑卒中、冠心病、心力衰竭、肾脏疾病等致残率和致死率较高的并发症，已成为该县家庭和社会的沉重负担。

为解决高血压患者知晓率、治疗率和控制率三低问题，W县人民政府计划自次年起开始实施"高血压患者健康管理服务"项目。

2. 项目计划

（1）项目目标：提高W县大众人群高血压知晓率、治疗率和控制率。

（2）技术流程：通过有效的筛查、转诊、治疗、随访，让更多人了解高血压的危害，提高血压达标率，减少或延缓并发症的发生，以达到降低病死率、提高生活质量的目的。具体包括以下几方面。

1）筛查：①对辖区内35岁及以上常住居民，每年为其免费测量一次血压（非同日3次测量）。②对第一次发现收缩压≥140mmHg和/或舒张压≥90mmHg的居民，在去除可能引起血压升高的因素后预约其复查，若非同日3次测量血压均高于正常，可初步诊断为高血压，建议转诊到有条件的上级医院确诊并取得治疗方案，2周内随访转诊结果；对已确诊的原发性高血压患者纳入高血压患者健康管理；对可疑继发性高血压患者，及时转诊。③若有任何一项高血压高危因素（如长期膳食高盐等），建议每半年至少测量一次血压，并接受医务人员的生活方式指导。

2）随访评估：对原发性高血压患者，每年要提供至少4次面对面的随访。①测量血压并评估是否存在危急情况。若出现危急情况，或存在不能处理的其他疾病，须在处理后紧急转诊。对于紧急转诊者，基层医疗卫生机构应在2周内主动随访转诊情况。②若不需紧急转诊，则询问上次随访到此次随访期间的症状。③测量体重、心率，计算体质指数（BMI）。④询问患者疾病情况和生活方式。⑤了解患者服药情况。

3）分类干预：①对血压控制满意、无药物不良反应、无新发并发症或原有并发症无加重的患者，预约下一次随访时间。②对第一次出现血压控制不满意，或出现药物不良反应的患者，结合其服药依从性，必要时增加现用药物剂量、更换或增加不同类的降压药物，2周内随访。③对连续两次出现血压控制不满意或药物不良反应难以控制，以及出现新的并发症或原有并发症加重的患者，建议其转诊到上级医院，2周内主动随访转诊情况。④对所有患者进行有针对性的健康教育，与患者一起制定生活方式改进目标并在下一次随访时评估进展，告诉患者出现哪些异常时应立即就诊。

3. 项目实施 W县自次年1月起开始实施"高血压患者健康管理服务"项目，项目实施主体和资金使用主体主要为基层医疗卫生机构。

（1）组建管理团队：基层医疗卫生机构成立由医生、护士、公共卫生人员等组成的管理团队，鼓励上级医院专科医生加入团队给予专业指导。各管理团队在机构负责人的领导下，为辖区内高血压患者提供规范服务。团队中的医生为经国家统一培训合格的医务人员。基层医疗卫生机构结合团队服务绩效，建立并完善相应的激励机制。

（2）配置基本设备：配备上臂式医用电子血压计。其他配备设备包括身高体重计、血常规分析仪、尿常规分析仪、血生化分析仪、心电图机、测量腰围的软尺。有条件的基层医疗卫生机构配备动态血压监测仪、心脏超声设备、血管彩色多普勒超声设备、胸部X线检查设备及眼底检查设备等。

（3）保障基本药物：配备五大类降压药，包括血管紧张素转换酶抑制剂（ACEI）、血管紧张素

Ⅱ受体拮抗剂（ARB）、β受体阻滞剂、钙通道阻滞剂（CCB）、利尿剂。

（4）筛查、管理及随访：由基层医疗卫生机构承担原发性高血压的诊断、治疗及长期随访等工作，识别出不适合在基层诊治的高血压患者并及时向上级医院转诊。上级医院确诊的及接收的上转原发性高血压患者，经治疗病情平稳后会及时将有关信息推送至基层医疗卫生机构，以便及时纳入管理并跟踪随访。随访包括预约患者到门诊就诊、电话追踪和家庭访视等方式。对未能按照管理要求接受随访的患者，基层医疗卫生机构医务人员应主动与患者联系，保证管理的连续性。每次提供服务后，医生会及时将相关信息记入患者的健康档案。此外，基层医疗卫生机构还加强了基层社区宣传，向广大居民告知服务内容，使更多的患者和居民愿意接受服务。基层医疗卫生机构的高血压筛查流程如图5-3，患者随访流程如图5-4。

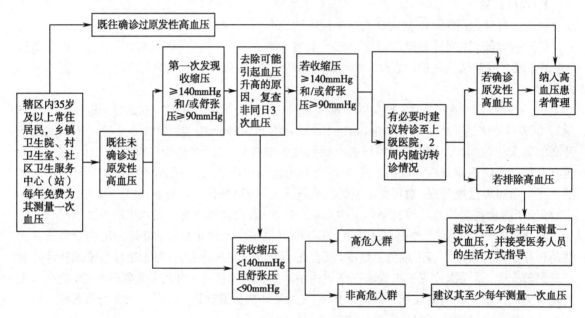

图 5-3　高血压筛查流程图

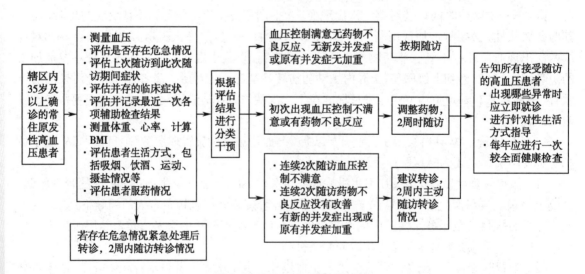

图 5-4　高血压患者随访流程图

4. 项目评价　项目实施一年后，W县委托第三方评价机构对该县高血压患者健康管理服务项目开展科学全面的评价工作。如图5-5所示，该机构在卫生项目复合评价模型的指导下，开展了以下各项工作。

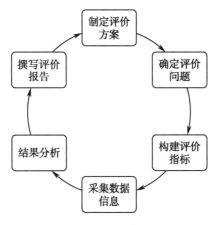

图5-5　项目评价流程图

（1）制定评价方案：评价方案是开展评价工作的前提和基础，其关键点在于进行技术设计和拟定行动计划（表5-1）。首先要把握评价委托方的目的、评价的重点和要求；其次要确定评价的必要条件，包括人力、经费、时间等；最后要规划评价的组织实施，包括技术设计、行动计划等。

表5-1　W县高血压患者健康管理服务项目评价方案要点列表

方案要点	重点内容
评价目的	对W县上一年度高血压患者健康管理服务项目进行系统评价，以总结经验和教训，推动项目实施
评价重点	项目实施结果（包括高血压患者健康管理率、高血压规范管理率、管理人群血压控制率等）及相关影响因素分析
评价要求	运用复合评价模型，对该项目的管理、实施和效果进行系统、全面、深入的分析
必要条件	参与本次评价工作的人员主要包括第三方评价机构团队成员5人；总预算经费为10万元；评价工作时间为1个月
技术设计	资料查阅、现场核查、定性访谈、定量调查
行动计划	主要通过资料查阅、专家咨询、定性访谈、定量调查等方式开展评价

（2）确定评价问题（表5-2）：根据项目特点，梳理出在逻辑和内外环境维度下，各要素需要评价的问题。评价问题的确定是保证评价全面性、系统性的基础，也是保证评价价值的前提。其关键点在于全面、准确。

表5-2　W县高血压患者健康管理服务项目评价问题列表

要素维度	评价问题
一致性问题	●项目设计与国家基本公共卫生项目政策要求是否一致？ ●项目设计与国家基本公共卫生项目技术方案是否一致？ ●项目设计与实施，项目目的、项目目标、项目投入、项目活动、项目结果是否一致？
合规性问题	●项目管理相关制度是否完备、规范？ ●项目财务制度执行是否规范？ ●项目采购制度执行是否规范？ ●项目服务技术准入是否规范？ ●项目技术服务提供是否规范？
高效性问题	●项目活动开展时序进度状况如何？ ●项目投入-产出价值如何？
有效性问题	●项目管理目标的达成程度如何？ ●项目业务目标的达成程度如何？ ●项目相关方的反应如何？社会影响有哪些？ ●项目成果对健康的促进作用有哪些？

要素维度	评价问题
可持续性问题	●W县政治、经济、社会、文化对项目实施和可持续性的影响有哪些？ ●W县卫生政策、策略对项目实施及可持续性的影响有哪些？ ●项目管理制度、运行机制对项目实施及可持续性的影响有哪些？ ●项目服务体系、服务能力对项目实施及可持续性的影响有哪些？

"一致性问题"：从宏观层面看，要评价项目的立项与国家法律法规、国家战略和规划是否一致及其环境影响。从微观层面看，要评价项目结果与活动、活动与投入、投入与目标的因果是否一致及其环境影响等。

"合规性问题"：从宏观层面看，要评价项目实施过程中是否遵循了国家法律及其环境影响；从管理层面看，要评价项目是否遵循了相关财务制度及其环境影响，是否遵循了相关的采购制度及其环境影响；从服务层面看，要评价项目提供的服务是否遵循了服务规范或指南及其环境影响等。

"高效性问题"：从微观层面看，要评价项目实施是否符合项目进度要求及其环境影响。从中观层面看，要评价项目支出是否合理，是否有较好的成本 - 效益。从宏观层面看，要评价项目的结果是否获得较好的社会效益等。

"有效性问题"：从微观层面看，要评价项目目标结果的实现程度及其环境影响。从中观层面看，要评价项目利益攸关方的反应。从宏观层面看，要评价项目对国民健康的贡献等。目标结果分三个层次：产出、成效、影响。社会反应评价范围应包括：受益人群、服务提供者、投资方、公共管理者等所有重要利益相关方。

"可持续性问题"：从宏观层面看，一是要评价项目地区政治环境、经济环境、社会环境、文化环境等外部环境对项目立项、实施、结果、可持续性的影响。二是要评价项目拟推广地区应当具备的政治环境、经济环境、社会环境、文化环境等要件。从中观层面看，一是要评价项目地区卫生政策、卫生策略、卫生制度、卫生机制、卫生体系对项目立项、实施、结果、可持续性的影响；二是要评价项目拟推广地区应当具备的卫生策略、卫生政策、卫生制度、卫生体系、卫生机制。

（3）构建评价指标（表 5-3）：逻辑、环境、要素三维度投射的问题最终要转化为评价指标体系，即确认本次评价中评价维度与要素相对应的问题簇。指标的构建要遵循 SMART 原则，即具体的（specific）、可衡量的（measurable）、可实现的（achievable）、相关的（relevant）、有时限的（time-bound）。

表 5-3　W 县高血压患者健康管理服务项目评价指标列表

要素维度	评价指标
一致性评价指标	●项目的遴选是否客观？ ●项目的筛查、随访干预活动设计是否科学？ ●项目的管理制度是否完备？ ●项目的人、财、物是否到位？ ●是否组建了相应的专家队伍，质量如何？ ●项目投入、实施及结果逻辑是否一致？
合规性评价指标	●项目是否制定了管理操作指南，规范性如何？ ●项目配套资金是否符合项目要求？ ●项目资金下达是否及时、足额？ ●项目财务制度的执行是否规范？ ●项目采购制度的执行是否规范？ ●项目业务服务的实施是否规范？
高效性评价指标	●项目实施进度是否符合项目要求？ ●项目相关方对项目投入 - 产出的反应如何？ ●项目相关方对项目影响的评价如何？

要素维度	评价指标
有效性评价指标	●W县高血压健康管理率、规范管理率、血压控制率分别是多少？ ●政府、基层卫生服务机构、大众人群、高血压患者对项目效果的评价如何？ ●项目实施及结果对W县卫生健康事业的影响有哪些？
可持续性评价指标	●W县政府的态度对项目实施的影响有哪些？ ●W县财政支持对项目实施的影响有哪些？ ●W县人口学特征、地理特征对项目实施的影响有哪些？ ●W县文化风俗对项目实施的影响有哪些？ ●W县卫生改革与发展思路对项目实施的影响有哪些？ ●W县各级项目办的工作制度、运行机制的完备程度及可持续性如何？ ●项目现有服务网络及服务机构的服务能力对实现项目业务指标的匹配情况如何？

（4）采集数据信息（表5-4）：数据信息的采集是评价的基础，数据信息的质量是评价的生命。本案例中，评价机构采用按照项目管理、项目实施、项目成效、项目社会反应来归聚指标的方式，明确了具体指标的采集方法和质量控制方法。评价数据信息采集工具表的归类方式，取决于项目需要、采集方便和评价者的习惯，以满足所需数据信息的完整有效为基本原则。其他归类方式还包括：可以按照项目管理周期，即项目准备、项目实施、项目评价、项目完工归聚指标组；可以按照管理、财务、业务、成果归聚指标组等。

表5-4 W县高血压患者健康管理服务项目评价信息采集工具表

指标类型	具体指标	采集方法
项目管理	●项目遴选是否客观及其原因 ●高血压筛查、随访、干预活动的设计是否科学及其原因 ●项目管理制度是否完备及其原因 ●是否组建了相应的专家队伍及其质量情况 ●项目配套资金是否符合项目要求 ●有无制定项目管理操作指南、指南是否规范及其原因	项目资料查阅、现场核查、访谈
项目实施	●高血压健康管理档案真实率 ●高血压健康管理档案合格率 ●项目管理人、财、物是否到位及其原因 ●项目财务制度执行是否规范及其原因 ●项目设施设备及药物采购制度执行是否规范及其原因 ●项目筛查、随访、干预服务是否规范及其原因 ●项目实施进度是否符合项目要求 ●W县政府的态度对项目实施的影响 ●W县财政支持对项目实施的影响 ●W县人口学特征、地理特征对项目实施的影响 ●W县文化风俗对项目实施的影响 ●W县卫生改革与发展思路对项目实施的影响 ●各级项目办工作制度、运行机制完备程度及可持续性 ●项目现有服务网络及服务机构的服务能力对实现项目业务指标的匹配情况	项目资料查阅、现场核查、访谈
项目成效	●该年度W县高血压健康管理率 ●该年度W县高血压规范管理率 ●该年度W县高血压患者血压控制率	数据核查、定量分析
项目社会反应	●政府、基层卫生服务机构、大众人群、高血压患者对项目效果的评价 ●项目实施及结果对W县卫生健康事业的促进作用	定量分析、定性访谈

（5）结果分析（表5-5）：项目评价分析主要包括达成分析、影响分析、交付分析三部分，可以采用定量与定性方法相结合的方式进行。达成分析的重点是分析项目目标的实现程度，影响分析的重点是分析项目投入、实施及结果间的因果逻辑关系，交付分析的重点是分析项目的可持续性和可推广性的内外环境条件。

表5-5　W县高血压患者健康管理服务项目评价分析内容列表

要素维度	类别
达成分析	以高血压控制目标为参照，分析该项目活动的实施及获得的产出、成效、影响的程度
影响分析	以定量和定性的方法，分析高血压项目实施结果（成功或失败）的原因（经验或教训）以及深层次矛盾，包括服务体系、服务能力、服务模式、服务动力、相关政策、相关机制等
交付分析	总结提炼保证项目成功的必要基础条件

（6）撰写评价报告：评价报告的内容和格式可因项目特点和项目方要求的不同而不同，但至少要包括三个方面的内容：项目实施和绩效的状况；项目问题及原因分析；项目发展和改进的建议。W县20×9年高血压患者健康管理服务项目评价报告重点如表5-6所示，节选实例见图5-6。

表5-6　W县高血压患者健康管理服务项目评价报告重点列表

要素维度	重点内容
项目实施结果	依据项目方案，基于循证的总结提炼
项目问题分析	基于循证的全面、系统、深刻的分析，如产生经验的要素、做法，产生问题的原因、深层次矛盾等
项目改进建议	针对W县项目改进的建议以及保证项目可持续所需要的基本内外环境条件

例：20×9年W县高血压患者管理服务项目评价报告（节选）

项目实施结果　W县20×9年地方自报高血压患者管理人数为31 019人，经现场核查，该县该年校正后高血压患者管理人数为30 775人，校正后的"高血压患者健康管理率"为48.24%；统计报送结果比现场核实结果高，误差为1.89%。

在"高血压患者规范管理率"方面，W县该年度现场评价共抽查高血压患者健康管理档案23份，其中失访8份；未失访的15份档案中，经过面对面访谈和电话访谈，与健康档案比对后，真实档案13份，规范档案12份，现场评价的"高血压患者规范管理率"为80%。其中档案不真实的原因包括体检不符和随访服务不符；档案不规范的原因包括体检服务不规范、随访次数不足和未按要求建议转诊。

在"管理人群血压控制率"方面，根据高血压患者健康管理档案中显示的最后一次随访血压值，W县20×9年血压控制率为73.7%；但根据现场测量核查的血压控制情况，血压控制率仅为46%，现场测量血压的血压控制率明显低于随访记录的血压控制率，两者具有统计学差异。

以上三项评价指标结果显示，W县高血压患者健康管理服务项目进展达标，项目服务基本真实，项目实施初步规范，项目效果明显。

项目问题分析　W县对该项目的培训管理与绩效考核不够到位，报表数据与现场核查有误差；失访率较高；核查高血压患者档案，存在不真实性和不规范性；现场核查发现，档案中的随访记录血压值与现场测量血压值有很大误差。

项目改进建议　将"高血压患者健康管理"纳入基层医疗卫生机构改革的综合系统工程，由此不断提高居民对高血压管理的知晓度、认知度、响应度和主动参与的积极性。由于卫生院人力所限，特别是参与管理的乡村医生越来越多，高血压管理质量需重点提高，应大力加强对其培训指导，大力加强信息化建设，以保证高血压患者管理的数量与质量。

图5-6　项目评价报告示例（节选）

5. 案例小结 在经过第三方机构开展基于卫生项目复合评价模型的评价工作后,W 县高血压患者健康管理服务项目得到了全面、系统和客观的评价,并获得了项目发展和改进的重要依据。

四、实 训 任 务

与此同时,W 县的糖尿病流行形势也极为严峻。20×8 年,该县成人糖尿病患病率达到 12.6%,而糖尿病知晓率、治疗率、治疗控制率仅为 36.5%、32.9% 和 49.5%。20×9 年,W 县在启动高血压患者健康管理服务项目的同时,也启动了糖尿病患者健康管理服务项目,项目基本信息如下。

项目目标:提高 W 县大众人群糖尿病知晓率、治疗率和控制率。

项目内容:① 2 型糖尿病筛查:对工作中发现的 2 型糖尿病高危人群进行有针对性的健康教育,建议其每年至少测量一次空腹血糖和一次餐后 2 小时血糖,并接受医务人员的生活方式指导。②对确诊的 2 型糖尿病患者,乡镇卫生院、村卫生室、社区卫生服务中心(站)要提供每年至少 4 次的面对面随访。③ 2 型糖尿病患者每年至少应进行一次较全面的健康检查,可与随访相结合。管理流程如图 5-7 所示。

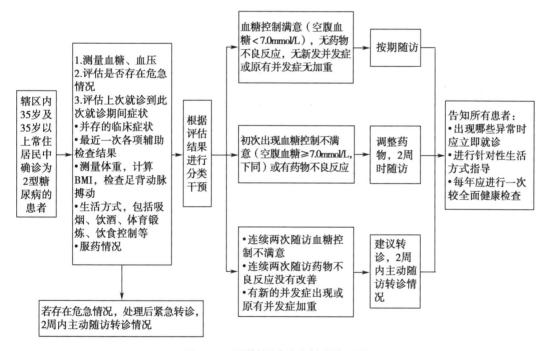

图 5-7 2 型糖尿病患者管理流程图

作为第三方评价机构,请根据卫生项目复合评价模型分组讨论,完成以下重点工作内容。

(1)明确评价目的、评价重点和评价要求,制定评价方案,完成表 5-7。

表 5-7 W 县糖尿病患者健康管理服务项目评价方案要点

方案要点	重点内容
评价目的	
评价重点	
评价要求	

续表

方案要点	重点内容
必要条件	
技术设计	
行动计划	

（2）梳理在逻辑和内外环境维度下，各要素需要评价的问题，完成表5-8。

表5-8　W县糖尿病患者健康管理服务项目评价问题

要素维度	评价问题
一致性问题	
合规性问题	
高效性问题	
有效性问题	
可持续性问题	

（3）构建以各要素评价问题为基础的评价指标体系，完成表5-9。

表5-9　W县糖尿病患者健康管理服务项目评价指标

要素维度	评价指标
一致性评价指标	
合规性评价指标	
高效性评价指标	
有效性评价指标	
可持续性评价指标	

（4）选定数据信息采集的指标聚类，并采集数据信息，完成表5-10。

表5-10　W县糖尿病患者健康管理服务项目评价信息采集工具表

指标类型	具体指标	采集方法

（5）确定评价分析内容，完成表5-11。

表 5-11 W县糖尿病患者健康管理服务项目评价分析内容

要素维度	类别
达成分析	
影响分析	
交付分析	

（6）确定评价报告框架，完成表5-12。

表 5-12 W县糖尿病患者健康管理服务项目评价报告重点

要素维度	重点内容
项目实施结果	
项目问题分析	
项目改进建议	

五、实 训 说 明

（一）实训组织形式

实训采用分组模拟进行。可按照卫生项目复合评价模型的逻辑框架进行分组。可由学生根据教师给定的或由学生自行模拟的 W 县实际工作结果，完成项目评价的各个步骤。

（二）实训要求

所有成员均应积极投入实训，共同分析、讨论，无论是完成小组总体任务还是个人角色任务均应该互相沟通、协作。实训材料根据教师要求提交纸质或电子文档。

（三）实训考核

实训成绩考核由教师根据情况进行设计，成绩构成可以包括小组总体得分、个人角色得分、汇报得分等；可以采用教师评分和学生互评、自评等相结合的方式进行评分。

六、知 识 巩 固

（一）政策知识要点

《国家基本公共卫生服务规范（第三版）》。

（二）理论知识要点

1. 卫生项目复合评价模型

（1）卫生项目复合评价的概念：以项目目标为基础，以项目结果为导向，按照设定的评价准则、指标和方法，对项目的设计、实施、结果及原因进行科学、客观、公正、深入的综合分析，为优化项目绩效和保证项目可持续性、可推广性提供有效信息。

（2）卫生项目复合评价模型的逻辑框架：该模型是在"结果链"的基础上，结合我国实际，对评价要素进行补充调整，并强化对环境影响因素的分析。卫生项目复合评价模型的逻辑框架主要由逻辑维度、环境维度和要素维度三个维度构成。

1）逻辑维度：指"目的→目标→投入→活动→产出→成效→影响"的逻辑链。目的指项目拟达到的总预期；目标指项目拟达到的工作目标，项目目标应具有可评价性、可测量性；投入指用于项目实施的各种资源,包括人力、资金、实物、时间、管理和专业技能等;活动指按项目目标要求,在投入的基础上所开展的各项规定行动和工作,包括基础设施建设、能力建设、技术服务等;结果包括产出(指通过实施各项活动而产生的产品和服务)、成效(指项目的产出带来的短期或中期的直接效果)、影响(指由于项目实施而产生的长期效果)。

2)环境维度:指内外部环境分析。内部环境分析指深入分析医疗卫生政策、医疗卫生服务体系、医疗卫生管理体制、医疗卫生运行机制四方面对卫生项目实施的影响。外部环境分析指深入分析政治体制、政治意愿和政治强度,经济发展、财政分配和支出,社会结构和社会阶层,以及传统和新型文化对项目实施的影响。

3)要素维度:包括一致性,即项目与国家法律法规、战略、政策、策略及项目目的、项目目标、项目活动、项目产出、项目效果的符合度;合规性,即是否按照相关法律法规和项目要求执行,如财政政策、财会制度等;高效性,即基于质量基础之上的,对项目实施效率情况的评价,如实施进度、预算进度、经济成本 - 效益等;有效性,即判断项目实施是否取得了项目预计效果,是否涵盖了目标群体、涵盖的程度以及目标群体的认可度等;可持续性,即通过对项目实施提供支撑作用的项目政策、项目投入、项目管理及运行进行深入分析,以此判断项目本身是否具有可持续性。

(3)具体分析方法:包括系统分析方法、一致性逻辑分析方法、规范差距分析方法、"影响评估"分析方法等。

(4)卫生项目复合评价要点:

1)准确把握基本概念。进行项目评价时若概念混淆,会造成评价结果的偏移。一是将目的和目标的概念混淆,二是将产出与成效及影响的概念混淆。前者由于把项目目标当作项目远期影响,而在进行项目完工评价且项目远期影响尚未显现时,会造成过低评价估计项目绩效。后者由于把产出当成成效,造成项目绩效的扩大化,或把成效误判为产出,缩小了项目绩效。

2)准确甄别项目的效果。如何判定项目结果是项目本身的作用,还是亦有外部环境的作用,需要通过一定的科学方法,判断在没有项目的情况下是否还能出现同样的结果,即"反事实分析",以便准确判断项目干预的特有效果。"反事实分析"是理想的正确思维方式,虽然实施起来受到许多制约,但在实践中必须树立"反事实分析"的意识,尽量排除非项目作用对项目评价的影响。

3)深层次影响因素分析。卫生项目的公共属性,使得卫生项目的实施更易受政治、经济、社会、文化等外部环境的影响,卫生政策、卫生服务体系、卫生管理体制、卫生运行机制等内部环境对项目实施也起着重要的基础作用。要想客观地分析项目实施的经验教训、分析项目结果的可持续性、判断项目是否具有可推广的价值和可能,必须对项目实施的影响因素进行客观和深入的分析。只有这样才能跳出项目"进入试点就成功,一推广就死亡"的怪圈。要做好项目实施影响因素分析,除了对方法学的科学把握运用外,更重要的是提高对被评价项目及其环境的理解,二者缺一不可。

2. 宏观理论

(1)变化理论:即假设经过项目干预,项目前后情况应该有所变化。也就是说针对项目实施前的问题而采取的项目干预措施应该能取得项目预期的结果。这是开展项目评价的理论基础。

(2)因果定律:即假设项目实施所达成的任何结果都有其特定的原因,每个结果无论是成功或失败都不是偶然的,都是存在着一定的因果关系的必然。这种因果关系,可能是一因多果、一果多因,也可能是多因多果。

【参 考 文 献】

［1］财政部国际司 . 国际金融组织贷款项目绩效评价操作指南［M］. 北京：经济科学出版社，2010：20-23.

［2］张朝阳 . 国际卫生项目管理［M］. 北京：人民卫生出版社，2016.

［3］GERTLER P J，MARTINEZ S，PREMAND P，et al.Impact evaluation in practice［M］. Washington DC：The World Bank，2010.

（张朝阳　罗思童）

模块六 医院风险沟通

一、实 训 目 标

通过本模块的学习，实现如下教学目标。

1. 知识方面 理解公共关系与风险沟通的基本概念，掌握医院风险沟通的基本思想和方法，正确认识和把握医院高质量发展的相关政策及纲领性文件。

2. 能力方面 培养和提升医院风险沟通体系的统筹与搭建能力，医院风险舆情的思考、分析与应对能力，多维度公共关系的沟通协调能力以及新媒体应用能力等。

3. 思想政治方面 树立以大众为中心的风险沟通理念，全面提升 5G 全媒体时代的媒介素养和治理能力。

二、实 训 框 架

现代医院风险沟通机制的建立是一项系统性工程。5G 全媒体时代下的医院风险具有高度偶然性和高速传播性，应对风险，唯"全"不破。在了解"四全媒体"态势的基础上，把握医院风险沟通机制的四"全"要素，各利益主体共同参与，方能达到化解风险、达成共识与建立持续的相互信任的目的。医院风险沟通体系总体框架如图6-1所示。

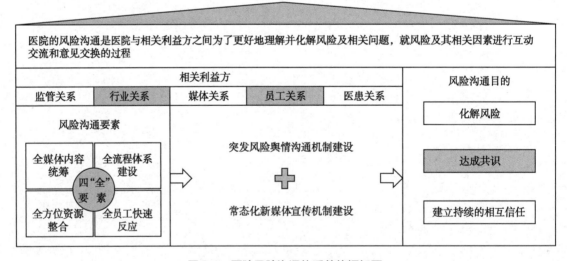

图 6-1　医院风险沟通体系总体框架图

实训模块以 X 医院为例，仔细剖析该医院风险舆情的应对方案与处置工作，总结其在新闻宣传和风险沟通方面的经验与不足，总体设计思路如图6-2所示。

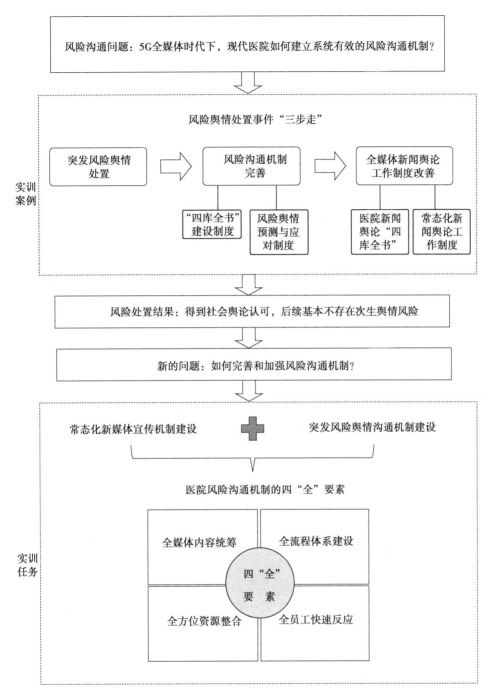

图6-2 医院风险沟通实训模块总体设计思路图

三、实训案例

（一）案例背景

全面应对5G全媒体时代的挑战,既是媒体加快转型变革的应有之义,又是医院主体提升媒介素养、提高媒体关系管理能力的应尽责任和时代命题。面对媒介环境变迁和舆论形势转变带来的传播风险,后疫情时代的涉医内容风险,以及人民群众对高质量医疗健康科普日益增长的需求等,做好5G全媒体环境下医院的风险沟通工作,必须高标准谋划,高质量施行。

2003年"非典"疫情之后,我国逐渐建立起突发事件应急管理机制,但仍缺乏有效的风险沟通机制。在全媒体时代，社会公众对高质量健康信息需求日益增加，涉医舆情风险持续发酵。医院风险沟通机制的建立，将直接有利于有效传递健康及风险事件相关信息，减少公众在突发公共卫生危机中的焦虑和恐慌情绪，并协助医院主体应对危机过程。

目前，我国医院的风险沟通存在三个主要矛盾：重医疗主业与轻沟通工作之间的矛盾、重学术研究与轻科普传播之间的矛盾，以及重应急反应与轻预防性沟通之间的矛盾。院方需要最大化平衡这三类矛盾，做到：主业与沟通并重，及时进行信息公开；研究与科普并重，广泛普及健康知识；应急与预防并重，建立起"预案—培训—演练"的长效机制。

（二）案例内容

1. X 医院基本情况　　X 医院始建于 1940 年，是一所集医疗、教学、科研、预防、保健、康复、急救等为一体的现代化综合三级甲等医院，拥有十余个国家临床重点专科。近年来，X 医院的门诊和急诊量始终位居 Z 市各大医院前列。在 Z 市 DRGs 综合评价中，X 医院各项主要管理指标均获评先进水平，X 医院在 Z 市享有较高的声誉度。

2. X 医院新闻宣传战略定位与现状　　X 医院的新闻宣传工作立足于其社会公益性，紧紧围绕"仁心济世、守护健康"的理念，利用多平台、多手段、多层次持续为医院发声、回应群众关切，提升医院的传播力、影响力和公信力。X 医院的新闻宣传任务持续聚焦党史学习教育、健康中国战略、先进医疗卫生健康人物典范宣传、突发公共卫生危机预防与应对和新媒体健康科普与教育等工作领域，对内、对外宣传并重，为医院事业发展提供强有力的舆论支持和内生动力。

X 医院的宣传平台建设始于 20 世纪 90 年代，走过了医院内刊、医院官网和"两微"时代，伴随着医院发展和媒介融合趋势，X 医院目前已搭建了完善的新媒体宣传矩阵，在国内医疗卫生健康机构新媒体影响力排行中常年居于前列。在院内新闻宣传资源配备上，X 医院设立了宣传处，配有专职工作人员 4 名。目前，X 医院主营的新媒体宣传阵地包括微信公众号、微博和医院官方抖音账号等。

3. 问题提出　　2022 年 6 月 13 日，网友林女士在社交媒体发布视频称，她的家人因持续腹泻到 X 医院就医，经过长时间的等待和包括血液、粪便、影像等多项化验检查，医生最终确诊林女士家人患有急性肠炎，并按此开方抓药，让其遵医嘱服药。但是林女士家人用药后病情未见好转，多日腹泻脱水导致体重下降，健康状况堪忧。无奈，林女士自行上网查询，根据家人病情表现推断其腹泻或与用药不当有关。后林女士听取朋友意见自行购买非处方药，家人服用后症状很快得到缓解。在视频末尾，林女士质疑 X 医院医生的专业水平，以及医生要求进行的多项化验检查是否确有必要。

林女士是小有名气的网络主播，其视频发布后迅速引起了粉丝响应。许多粉丝都在评论中表达了对林女士遭遇的同情，还有一些网友也分享了自己的类似经历，批评医院的专业水平和高昂的费用，有部分医生博主也参与到林女士家人看病一事的讨论中，希望借此机会对网民进行医学知识科普，反而被网民指责"医术不精，总有一大堆理由"。虽然网民中也有理性声音，提醒公众对医学问题应持更加严谨和慎重的态度，但是网民与医生争论激烈，甚至用词犀利，致使该事件迅速成为热点，给 X 医院的声誉带来影响，甚至有声音呼吁政府部门介入调查。

有媒体发文称，记者在了解到该事件后致电 X 医院，询问是否关注到林女士的事件？到底是怎么回事？负责接听电话的接线人员表示："不了解。"而同时电话里还可听到另一人声音说"治不好也是常事，医生治病，又不能改命……"。

随着舆情的发酵，该事件迅速获得了有关部门的注意，Z 市卫生健康委员会新闻处官方账号回应称与市场监管执法总队将成立联合调查组，已介入调查。

此次风险舆情事件暴露出 X 医院在风险沟通机制建设方面存在的三个不足：一是医院内部沟通机制不健全，在事件发生后相关部门掌握信息不全面、不准确，行动不及时，以致负责接听媒体询问电话的工作人员给出简单粗暴的回答，令舆论不满；二是医院对干部媒介素养重视不够，针对性的培养训练不足，以致医生干部面对媒体经验不足，在接听媒体电话时给出毫无准备的回答，甚至医院工作人员内部交谈被媒体听到，从而进一步引发猜测联想和误解；三是在突发涉医风险舆情中，并未建立起完善的突发公共事件应急沟通机制以及风险事件预防机制，使得在面临突发公共风险事件时姿态被动，给医院的品牌形象和声誉维持带来不利影响。

4. 解决方案

（1）解决思路：X 医院整体医疗专业资源基础较强，医院品牌形象和社会声誉基础较好。对本次风险舆情事件的解决思路主要分三步走。

第一步是做好本次突发风险舆情的处置，避免舆情的持续发酵，维护 X 医院的社会声誉，减少社会消极影响。

第二步是完善和加强风险沟通机制，并将风险沟通机制纳入医院整体舆论工作制度中。

第三步是常态化全媒体新闻舆论工作的提升，改善医院新闻舆论的全局思维，着力提升医生干部的媒介素养，解决医生干部只重业务不重宣传、回避躲避媒体，面对镜头话筒信心不足、束手无策等问题，同时强化医院新媒体矩阵建设，合理布局宣传资源。

（2）风险沟通利益相关方分析

监管关系——Z 市卫生健康委是 X 医院的主要监督和管理者。此次舆情事件还涉及当地市场监管局，X 医院需积极协助市场监管局的调查处理。

行业关系——X 医院应积极与合作密切的医疗卫生界同行、高校科研院所、协会学会等专业医学团体、非政府组织等沟通信息；同时，确保与社区及医院第三方的沟通渠道畅通。

媒体关系——X 医院应规范此次事件关键和专业问题的口径管理，妥善专业地回应媒体的询问和各类采访需求等；搭建信息发布平台，确保权威信息及时精准传达。

员工关系——加强 X 医院内部的信息流通与交流，通过内网、内刊、内部通信平台（如企业微信群、OA 办公系统等）和各类线下活动等持续公开地和员工沟通，让员工了解事件发展和医院的措施。

医患关系——确保对此次突发事件及时有效处置、回应病患的投诉和需求、向公众及时更新解决方案与结果，加深社会对医疗行业的客观理解与包容。

（3）具体做法

第一步：突发风险舆情处置。在监测到本次舆情事件之后，X 医院成立了舆情事件专项应对小组。小组成员包括医院党委书记、院长，法务处和宣传处职员、外包服务管理部门有关领导，以及舆情事件有关当事人。小组召开会议讨论事件详情，宣传处结合事件当事部门反馈，拟好初步发布口径，经法务处审定后由党委书记、院长签发。事发 4 小时后，X 医院通过官方公众号与微博发布了初步调查结果的说明（图 6-3）。

> **关于我院在处理腹泻病例中诊疗及收费问题的说明**
>
> 近日，本院关注到社交媒体上有关患者在本院就诊经历的讨论。本院就患者在就诊过程中遇到的问题和感到的不满致以真诚的歉意。
>
> 本院高度重视此事件，第一时间成立调查小组。经初步核实，该患者相关的医疗检查和收费均符合当前医疗标准和规定。但是本院在与患者的沟通过程中确实存在不足，未能充分解释医疗程序及相关费用，导致了患者的误解和不满。
>
> 针对这一情况，本院将采取加强医护人员的沟通培训、优化信息披露流程等各类措施来改善当前的问题。
>
> 诚挚欢迎社会各界对本院工作进行监督，并提出宝贵的意见和建议。本院将以更加坚定的决心和更加有力的措施，不断提升医疗服务水平，为患者提供更加优质、高效的医疗服务。
>
> X 医院
>
> 2022 年 6 月 21 日

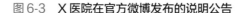

图 6-3　X 医院在官方微博发布的说明公告

　　舆情基本平息后，X医院委托高校某舆情研究院针对本次事件开展综合研判，对网民意见、传播趋势，以及对医院品牌和声誉的影响进行了综合分析。X医院计划对本次舆情风险事件的应对经验进行复盘和概括，完善包括口径库工作制度在内的医院风险沟通制度。

　　第二步：风险沟通机制完善，搭建口径库工作制度与风险舆情预测与应对制度。

　　其一，建立并完善口径库工作制度。为在今后工作中按流程、高标准地产出口径，X医院基于此次舆情事件，遵循口径建设的"四步工作法"，建立并完善其口径库工作制度（图6-4）。

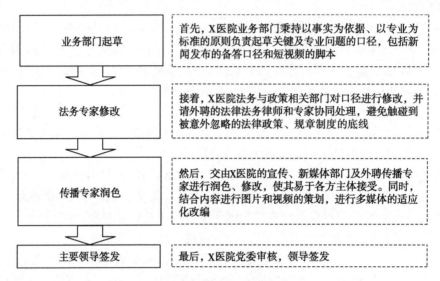

图6-4　口径库建设"四步工作法"

　　其二，搭建风险舆情预测与应对制度。为进一步加强舆情收集、研判、报送和处置工作的规范化、科学化管理，X医院建立起舆情快速响应和处置机制。

　　组织机构方面，成立X医院舆情管理及应急领导小组。组长由党委书记、院长共同担任，副组长由医院领导班子其他成员担任，小组成员包括党办、院办和宣传处及舆情相关部门负责人。

　　职责分工方面，院办、宣传处统筹协调总体舆情工作。院办负责指导、督办宣传处及有关部门落实紧急重大舆情处置工作及其他相关工作。宣传处负责建立舆情报告流程，建立舆情收集关键词词库并进行动态调整；组织专业舆情机构开展舆情日常收集、研判、报送工作。舆情相关科室部门负责本领域、本事件的舆情研判与内容收集工作。

　　舆情研判方面，宣传处负责按照舆情的主题、热度等建立分级标准，执行不同的分级响应制度。一般按照特别重大舆情、重大舆情、一般舆情、影响较小的舆情与常规舆情进行五级分级处理。

　　健全舆情报送制度，宣传处应当根据需要完善院内风险舆情月报、专报和年报报送制度，呈递院领导及相关科室部门。重大舆情应同时报送纪检监察部门。舆情报送制度应当对本院舆情进行合理预测，做好舆情风险的预防。

　　第三步：医院全媒体新闻舆论工作制度改善。

　　其一，打造医院舆论工作的"四库全书"。X医院的风险沟通部门尽力打造"四库全书"，储备医院的口径库、素材库、工具库和案例库，并将其列为风险沟通的内容工程创建的"基建工程"。

　　1）口径库建设：X医院将持续打造以事实为依据、以法律为准绳、以科学为指导、以政策为底线、提前准备的、言简意赅的、反复推敲的、通俗易懂的、各方共识的、最优方案的、经上级批准和授权的口径库。

　　2）素材库建设：X医院着力储备两类素材。一是理性素材，如医院的相关指标与发展成果等。二是感性素材，核心便是"讲故事"，如重症攻坚、管控疫情和医患沟通等故事。牢牢把握讲好医疗故事的五要素：第一是人物，留心发现医院的典型人物；第二是情节，发现有层次、有发展、有起伏、有高潮的故事；第三是情感，以情动人，引发读者共鸣；第四是知识，作为健康传播者，注重发掘有科普目的的故事；第五是说服，运用好的故事和充足的细节，引领读者、受众紧密围绕在科学的逻辑框架内，了解、接受并坚信正确的知识，扬弃错误的观点，树立并遵循健康的理念。

3）工具库建设：X 医院风险沟通的工具库有其"标配"与"高配"。标配首先在于配齐平台。"一网"（官方网站）、"两微 / 多微"（官方微信公众号、官方微博）是医院对外发布信息的最基本平台。同时，X 医院正在不断装配新的平台，如短视频平台、头条号、强国号、医学知识社区等。高配在于，5G 时代的传播不仅是传统意义上的图文视频，更多新鲜的传播样式也逐渐纳入 X 医院公共关系部门的工具储备，如短视频素材集群，图片类的"爆款图片"、表情包，音乐类的走心音乐（如院歌）、适合互联网青年群体的说唱科普等。

4）案例库建设：X 医院日常案例库的搭建包括两方面。一是对本院传播效果较好的新闻传播内容进行收集、归档，作为优秀案例保存以供后期利用。二是对其他医院发布的优秀创新传播实践进行案例收集。

其二，加强常态化医院新闻舆论工作制度建设。在风险沟通机制完善和整体医院新闻宣传制度建设方面，X 医院在年末召开的宣传工作会议上，宣布印发了最新调整的 X 医院宣传工作制度，其中包括宣传工作联席会议制度、新闻发布制度、受理采访制度、新闻宣传口径管理制度、医院微信公众号管理制度、短视频账号管理制度、宣传培训制度、健康教育与科普制度以及舆情监测与研判、处置制度。

同时，X 医院也注重加强医生干部在实际工作中践行这些制度的能力，定期举办各类媒介素养培训与模拟演练，着力提升医生干部的媒介素养。

5. 处置效果　在突发风险舆情处置方面，6 月 23 日，官方新闻社从有关部门获悉，Z 市市场监管局、卫生健康委两部门实地检查发现，X 医院所有的检查和治疗都是基于专业的医学判断，相应的收费也遵循了当前统一的医疗服务项目收费标准。X 医院存在的主要问题是与患者沟通不足。社会舆论对 X 医院的处置表示认可，经过舆情分析与研判，本次风险事件后续基本不存在次生舆情风险，医院应当在本次舆情事件后做好声誉维护和品牌修复。

在风险沟通机制建设和常态化新闻工作制度建设上，X 医院结合本次舆情处置经验和医院的宣传制度基础改善了医院风险沟通机制。后续多次召开宣传工作研讨会，对院内各项新闻宣传工作制度进行综合修缮，以适应全媒体格局。

6. 处置经验　围绕本次 X 医院风险舆情事件的处置流程，主要获得了三方面风险舆情的处置经验。

（1）经验一：快讲事实，重讲态度，慎讲措施。

简单的事实，隆重的态度，务实的措施，三者在医院风险沟通的内容建设中缺一不可，其中以态度为核心，事实和措施这两要素在事发 4 小时左右发布，便可以争取获得来自社会公众的重要信任。

（2）经验二：时间轴，逻辑塔，证据链。

医院风险沟通和舆论引导的内容决胜三要素：抢先发布时间轴、及时搭建逻辑塔、适时提供证据链。首先是"时间轴"，用权威的时间轴替代更多媒体和民间自发整理的不完整、不准确时间轴。其次是"逻辑塔"。发布具有有效逻辑链接的信息，避免公众理解乏力。最后一个是"证据链"。对于此次舆情事件的回应都成功将大量证据组成有机的链条。证据确凿、证据链条清晰的回应才具有更大的说服力。

（3）经验三：道德（伦理）制高点，情感共鸣处，逻辑严密性。

医院进行成功的风险沟通，还必不可缺三大要素：坚守道德（伦理）制高点，寻觅情感共鸣处,强化逻辑严密性。

对准备好的内容通篇自查涉及人民群众的生命健康和基本人权的问题。如是否对哪个群体存在歧视,尤其是涉及罕见病、残疾、敏感疾病等的具有强社会属性的医疗问题。另外还应有对于特殊群体的关照,如老年群体、妇女儿童。

在开发的传播故事中,在故事讲述过程中一旦温度降下来,就要反复"加热"。特别对于公开场合,如医院的新闻发布会、专家讲坛以及新媒体形势下的短视频和直播,演说者的情感共鸣与传播效果存在相关性。

作为传播主体应该以严格的道德标准要求自己,在共鸣中传递情感的共振,如此才能保证逻辑的严密。另外,逻辑的严密性也体现在医院工作流程的规范性上,医院传播团队需要通力合作,建立运行顺畅的规章制度体系,同时集思广益,在以口径为核心的内容工作中贯彻"四步工作法",在突发舆情处置工作中遵循舆情传播规律的基础上进行合理引导。

四、实 训 任 务

X医院针对此次突发风险舆情事件的处置取得了较好的效果,为进一步完善X医院的风险沟通机制,既需要提高处理突发风险事件的应急能力,也要做好日常的风险预防与公共关系工作,维持院内信息沟通渠道的畅通和稳定运转。

接下来需要学生团队在教师的指导下,完成以下两项重点工作内容。结合实训案例中的舆情事件,模拟召开新闻发布会。新闻发布会流程应当包括口径筹备、现场发布和会后舆情监测。请以小组为单位填写角色分工表(表6-1)。

表6-1 新闻发布会角色分工表(表样)

序号	项目	主要工作	负责部门	负责人
1	口径筹备	收集上报舆情信息、与院领导沟通、准备口径库	医院宣传处	
2		准备通稿、联络媒体		
3		审校口径库	医院法务处	
4		审校口径库、与当事人沟通	医院医务处	
5		签发口径库	医院党委	
6	现场发布	出席新闻发布会	上级主管部门及其他相关政府部门	
7		出席新闻发布会	医院党委或院办	分管院领导
8		出席新闻发布会	医院宣传处	医院宣传处处长
9		出席新闻发布会	医院医务处	医院医务处处长
10		参加新闻发布会并针对舆情进行提问	媒体	记者
11	会后舆情监测	会后舆情监测与传播总结	医院宣传处	

五、实 训 说 明

(一)实训组织形式

学生采用分组模拟、角色扮演的形式进行。以医院宣传媒体工作团队为主要角色进行具体分配,召开以话题纠纷为主题的新闻发布会。在进行现场发布的同时,注意各网络平台信息的同时发布。

(二)实训要求

实训要求建立合理、真实的新闻发布情景,展示多媒体渠道的信息发布的具体内容,并阐述设计理念。所有小组成员积极投入实训,认真研判角色定位与责任,协同配合,共同分析讨论。实训材料根据教师要求提交书面或电子文档,对新闻发布实训影像可选择性存留。

(三)实训考核

实训成绩考核由教师根据情况进行设计,成绩构成可以包括小组总体得分、个人角色得分、汇报得分等;可以采用教师评分和学生互评、自评等相结合的方式进行评分。

六、知 识 巩 固

(一)政策知识要点

1.《"健康中国 2030"规划纲要》,中共中央、国务院,2016 年 10 月 25 日印发。

2.《关于推动公立医院高质量发展的意见》(国办发〔2021〕18 号),国务院办公厅,2021 年 6 月 4 日印发。

3.《公立医院高质量发展促进行动(2021—2025 年)》,国家卫生健康委员会和国家中医药管理局,2021 年 9 月 14 日联合印发。

4. 习近平在中共中央政治局第十二次集体学习时的重要讲话(2019 年 1 月 25 日)。

5. 习近平在党的新闻舆论工作座谈会上的讲话(2021 年 2 月 19 日)。

(二)理论知识要点

1. 医院风险沟通

(1)医院风险沟通的概念:医院的风险沟通是医院与利益相关方之间为了更好地理解并化解风险及相关问题,就风险及其相关因素而进行互动交流和意见交换的过程。风险沟通以对风险的认知为沟通内容,以全媒体格局下各利益主体共同参与为沟通方式,以化解风险、达成共识与建立持续的相互信任为主要的沟通目的。

(2)医院公共关系与风险沟通的发展:医院进行风险沟通也是妥善处理医院各项公共关系、进行声誉管理的过程。随着理论研究和实践探索不断深入,人们对医院公共关系与风险沟通的理解认识也经历了逐步深化的过程。这个过程大致包含 5 个阶段。

第一阶段是信息管理,医院将公共关系与风险沟通等同于信息管理,认为做好了通过媒体向公众进行的"单向传播"就是做好了传播工作。

第二阶段是声誉管理,将树立医院形象、维护良好声誉作为公共关系管理的核心目的,将良好的口碑、品牌和声誉的建立与维护作为近期、中期和长期的目标。

第三阶段是认知管理,将关注点从自身转移到利益关系人,把建立和维护社会公众的认知作为公共关系管理与风险沟通的重点。突出的表现就是加大对相关背景、知识、科学和技术的"科普性"传播,强调填平"知识沟"等。

第四阶段是关系管理,对相关联的各方利益攸关者进行科学的分类、监测、分析,为了进一步稳固外部联结,强化持续互动,追求正向利益攸关者的拓展、巩固和深化。

第五阶段是信任管理,强调公共关系与风险沟通最终目标是建立和维护信任,即通过科学化的管理手段取信于利益攸关各方。

(3)医院公共关系与风险沟通的关键指标:知名度、美誉度和忠诚度是评判品牌声誉的三个主要指标。知名度指被公众知晓和了解的程度,是评价医院品牌名气和影响能力广度的指标;美誉度主要指该品牌获得公众信任和好感、被公众采纳和认可的程度,与广度相比更注重品牌声誉传播的"深度"；忠诚度是指医院被患者或社会公众多次选择、认可的稳定程度。医院管理者应当围绕知名度、美誉度和忠诚度建立评价指标，周期性地对本院的公共关系建设和声誉管理进行评估，以调整本院的品牌战略方向。

2. 全媒体 全媒体不断发展，出现了全程媒体、全息媒体、全员媒体、全效媒体，信息无处不在、无所不及、无人不用，导致舆论生态、媒体格局、传播方式发生深刻变化，新闻舆论工作面临新的挑战。

（1）全程媒体："全程"是指新闻发生发展的全过程和新闻媒体运作的全流程。一是指通过媒体将公众关心和关注的新闻事件及时、连续地公布出来，二是指树立全媒体意识，将媒体的生产和传播联系起来、平台和资源整合起来。

（2）全息媒体：物联网、大数据和可视化技术的发展，使得媒介的信息传播得以全面立体呈现和多方位沉浸式传播，让媒体成为一个多功能的信息载体。

（3）全员媒体：移动互联网终端和技术的普及降低了媒介使用门槛，所有的受众都自觉地参与到新闻的生产与传播工作中，形成了"人人都是新闻记者，个个都有麦克风"的全民媒体图景。

（4）全效媒体：这里的"效"是指效能、效率和效果，即利用不同形式的媒体工具和技术，增强传播机制效能，提高新闻生产效率，达到获得令人满意的新闻传播效果。

3. 5G 时代的舆论与舆情

（1）5G 时代的舆论和舆情的新特点。

第一，万物互联，移动为王。移动互联网技术的发展使得未来一定是大屏进小屏，小屏进无屏。

第二，速度更快，效率更高。5G 时代的信息传输速度比原来快了 10~50 倍，在畅享高速网络的同时，医院风险沟通部门也更需要为高速舆情的到来而提前备战。

第三，海量信息，"垃圾"围城。假科普、真广告、伪信息的"垃圾"信息规模在 5G 时代只会更大，医院主体唯有加大力度科普、更快时效辟谣，才能对抗愈演愈烈的"信息疫情"，在众声喧哗中发出权威之声、响亮之音。

第四，视频主导，实时呈现。5G 时代，视频会成为主导的信息发布和阅读形式。风险沟通需要兼顾图文，同时锻炼视频创作特别是短视频创作和直播的各项相关技能。

第五，删堵困难，引导为先。在视频大量爆发之下，关键信息难以抓取，一些合法依规的正当维权式删除难以发挥作用。在突发事件处置中，必须摒弃"一负面就寄希望于删除""一负面就希望用封堵"的落后思路和被动思想。作为一家医疗单位，要正视更快网速、更多视频的全媒体时代，用更多高质量的正面信息来回应关切、释疑解惑、澄清认识。

（2）5G 时代医院舆论引导的新规律

第一，24 小时舆论"非理性"规律，又称"态度优先论"，是指突发事件发生初期，舆论舆情会呈现一段时间的"非理性"特征。这种"非理性"会随着接收到的真相提升而发生改变。在"非理性"舆论阶段，涉事主体单位先要把"事实""态度"和"措施"作为发布的基本要素。其中，"态度"是优先的重点。发布的"态度"内容要尽量"高纯度、低杂质"，不能一边道歉，一边还挑衅舆论和公众的情绪等。

第二，"碎片 + 滚动"的引导规律，是指在进行舆论引导时，不能等到有终极结论才启动引导，而是要让公众因平台的阶段性分享而愿意等待科学且客观的终极结论。要争夺第一时间的"优先定义权"，如"挤牙膏"一般持续、滚动地进行舆论引导远远好于沉默大半场才在数日后一次性给出结论的做法。全媒体时代的舆论和媒体常常没有十足的耐力来等待最终的结论。

第三，移动互联平台优先规律，用两微（多微）作为急先锋，用一网（APP）做汇总，用专访来重点突破关键问题。如果选择使用新闻发布会形式则要极为谨慎，新闻发布会是 24 小时等时间节点上群众期待的"集大成"型媒体与公众交流平台，主办或者承办单位要确保内容准备充分到位、人员经验丰富、流程反复确认才能取得预期效果。未经认真准备就匆匆召开的新闻发布会，发布人频繁依靠"现场发挥"，将会导致新闻发布会被网民所诟病。

第四，海量信息时代的定力、耐力、毅力规律。5G时代信息生产速度和效率大大提升，海量信息，众说纷纭。对此，首先可以做到"淹没"，即舆论引导。此时要注意信息发布的数量和质量，重要的内容需要在多平台反复发布，发布的效果不在一时、一次、一场而定。其次，注重"挤压"的舆论引导技法，要在质疑中坚持说正确的话。再次，坚持"包围"策略，一些舆论的效果，往往要在数量积累到一定程度才会有所体现。医院风险沟通需要积极利用各相关方来发言，从四面八方同时解读同一件事，便可以对谣言构成包围的态势。最后，还有"对冲"策略，就是讲得不对就公开地来修正它。如报道观点有失公正，可以通过发布官方微博等形式发表评论，驳斥一些错误的信息。

第五，移动互联网时代专属的创新话语与修辞规律。在信息传播中，做到话语简洁，一次只说一件事；转变文风，采用大众喜闻乐见的形式；注重效果，精心选择标题句；善于分析当时同期舆论的"供给"情况，在"新闻枯竭期"要更快反应，而在"新闻高发期"要更加谨慎发声。

【参 考 文 献】

[1] 国务院新闻办公室对外新闻局.新闻发布工作手册[M].北京：五洲传播出版社，2016.

[2] 刘哲峰，施琳玲，邹颖波，等.5G时代的健康传播：快速进阶实战指导[M].北京：中国医药科技出版社，2021.

[3] 刘哲峰，施琳玲，邹颖波等.重大突发公共卫生事件健康传播理论与实践[M].北京：中国传媒大学出版社，2022.

[4] 董关鹏.医院院长媒体关系实用手册[M].北京：清华大学出版社，2007.

[5] 道·纽森，朱迪·范斯里克·杜克，迪恩·库克伯格.公共关系本质[M].上海：复旦大学出版社，2011.

（董关鹏）

模块七 家庭医生签约服务管理

一、实 训 目 标

通过家庭医生签约服务管理案例及实训，主要实现如下教学目标。

1. 知识方面 掌握我国家庭医生签约服务内容、签约服务方式、签约服务保障机制等相关知识要点，熟悉家庭医生签约服务在慢性病管理和分级诊疗等实践中的重要作用，了解我国推进家庭医生签约服务、强化以健康为中心的基层医疗卫生服务，对实现"健康中国"战略的现实意义。

2. 能力方面 通过实训培养和提升学生的思考能力、管理决策能力、实践操作能力、组织沟通能力、分工协作能力、理论知识运用能力等。通过讨论和汇报演讲，提升观察与总结能力、发现问题及分析解决问题能力、沟通协调能力和创新思维能力等。

3. 思想政治方面 培养学生以基层为重点的团结协作意识、整体观、大局观、发展观，培养学生服务基层、扎根基层的内生动力、责任感及责任担当，树立防治结合、预防为主的"大健康"观念。

二、实 训 框 架

家庭医生签约服务管理是通过全科与专科相结合、上下联动的家庭医生签约服务团队的组建及人力资源管理，实现对签约服务团队人、财、物、信息技术等核心资源的科学配置及保障管理，为实现资源整合、扩大签约服务覆盖面、丰富全方位全周期医防融合的健康管理签约服务内涵奠定基础；通过签约服务政策法规宣传及监管、健全激励保障机制、强化家庭医生签约服务制度建设及服务规范，推进有效签约及规范履约，实现家庭医生签约服务精细化管理和高效协同创新的高质量发展。家庭医生签约服务管理总体框架如图7-1所示。

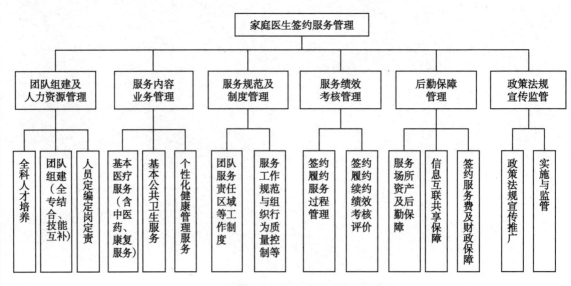

图 7-1 家庭医生签约服务管理总体框架图

　　本实训案例以基层医疗卫生机构家庭医生签约服务改进为重点，以 A 社区卫生服务中心为例，首先分析该社区辖区人口特征及家庭签约服务率较低的原因，然后探讨不同人群健康服务需求，最后设计和改进符合辖区不同人口健康需求的家庭医生服务内容，促进家庭医生真正成为社区居民的健康守门人。

　　实训任务采用实地调研的方式，由学生分组选择辖区内一家社区卫生服务中心进行现场调研，对社区卫生服务尤其是家庭医生签约服务中的管理问题进行观察与总结，撰写报告并进行汇报。家庭医生签约服务实训模块总体设计思路如图 7-2 所示。

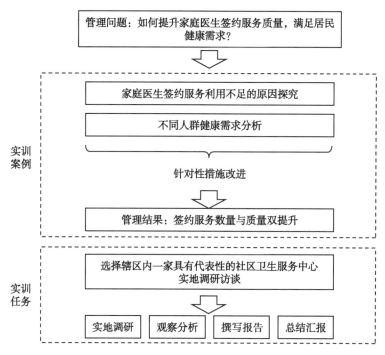

图 7-2　家庭医生签约服务管理实训模块总体设计思路图

三、实 训 案 例

（一）案例背景

1. 我国家庭医生签约服务发展背景　当前，我国医疗卫生事业发展面临人口老龄化、城镇化和慢性病高发等诸多挑战，以医院和疾病为中心的传统医疗卫生服务模式难以满足群众对长期、连续健康照顾的需求。同时，绝大多数居民看病就医仍主要集中在大医院，不利于改善就医环境、均衡医疗资源、合理控制医疗费用等。全球医疗卫生改革实践表明，家庭医生制度是实施分级诊疗制度的基础，也是降低卫生总费用和促进居民健康的重要举措。在基层推进家庭医生签约服务，有利于转变医疗卫生服务模式，推动医疗卫生工作重心下移、资源下沉，让群众拥有健康守门人，增强群众对医疗卫生事业改革的获得感。

　　2008 年，我国开展了"责任制医生"健康管理服务模式的试点探索。此后，上海、北京、深圳、青岛等地开展的家庭医生签约服务试点探索，得到了试点地区群众的普遍认可和欢迎，为家庭医生签约服务在全国逐步推广积累了丰富经验。2020 年基本实现了家庭医生签约制度的全覆盖；但在全面实施过程中也存在一些因素制约了家庭医生签约服务的高质量发展。

2. 家庭医生签约服务管理存在的问题

（1）签约服务能力不足：家庭医生队伍基础薄弱，特别是具有防治结合型综合服务能力的全科医生数量严重不足，签约服务能力不强，以居民健康需求为导向的个性化签约服务供给不足。

（2）签约服务质量不高：服务提供与居民预期存在较大差距，覆盖面不广，履约率不高，重签约、轻履约，重数量、轻质量，重形式、轻服务，甚至"被签约"和"签而不约"等现象时有发生，居民获得感不强，对家庭医生签约服务的信任度不高。

（3）签约服务筹资机制尚不健全、激励不足：家庭医生签约服务的外部支持性政策和内在激励保障机制不健全或未能得到有效落实；医保政策引导居民签约并在基层家庭医生签约团队首诊的分级诊疗内生动力不足；门诊就医按签约履约人头付费、结余留用的医保激励制度未能得到充分落实；家庭医生为签约居民开展以健康为中心履约服务的劳动价值及激励作用未得到应有体现，影响了家庭医生签约服务的主动性和积极性。

（4）家庭医生签约服务新技术应用严重滞后：家庭医生签约服务管理信息系统、医疗卫生服务机构诊疗系统、基本公共卫生服务系统等区域健康信息系统未能有效实现互通共享，人工智能、智慧医疗等新技术应用严重滞后。

（5）签约服务的政府主导、相关部门协同作用未能充分发挥：政府相关部门的协同支持和推动力度，以及志愿服务等社会组织参与力度等亟待进一步提升，签约居民健康状况和健康素养提升等工作成效未能纳入管理考核。

3. 主要解决措施　针对以上问题，国内一些地区采取了一系列措施，主要包括以下几方面。

（1）积极增加家庭医生签约服务供给，扩大签约服务覆盖面。

（2）强化签约服务内涵，推进有效签约、规范履约，突出全方位全周期健康管理服务。

（3）发挥医保资金引导作用，健全签约服务激励机制。

（4）推进"互联网＋人工智能"签约服务。

（5）强化政府主导、部门协同，强化政策执行效力，健全签约服务激励和保障机制。

（二）案例内容

1. 基本情况　A 社区卫生服务中心由校医院转制而成，辖区常住人口近 3.2 万，业务用房 5 000 多平方米，注册登记床位 62 张。该中心设有全科医疗科、内科、外科、妇科、儿科、口腔科、皮肤科、眼科、耳鼻咽喉科等临床科室，药房、检验科、放射科、B 超室、心电图室等医技科室，预防接种门诊、儿童保健、妇女保健、健康教育以及健康小屋等预防保健特色科室，并设有住院服务部；年门急诊量约 14.6 万人次。现有职工 88 人，其中卫生专业技术人员 77 人，有 49 名医护人员取得全科医生或社区护士资格。主要承担全校师生以及辖区居民常见病、多发病的基本医疗服务以及基本公共卫生服务、慢性病预防干预及管理、学校传染病预防和管理、公共卫生突发事件应急处理、学校食堂等公共场所卫生管理等工作；同时承担全校大学生健康教育课程教学任务。24 小时提供全科医疗、院前急救、出诊及住院服务，并与辖区内三家上级医院建立了双向转诊制度。

2. 家庭医生签约服务管理实施前面临的困境　该中心于 2016 年向该校提出在校园内开展家庭医生签约服务试点。在摸底调研中发现，试点提供的签约服务内容与居民需求不一致，居民对签约服务缺乏足够的信任，居民较少主动寻求家庭医生就诊。此外，家庭医生签约服务激励措施难以落实到位，导致仅注重签约率，难以保证履约服务质量。校园内大学生流动性强，且作为年轻人自认为身强力壮很少生病，没有签约服务的需要。同时校园内师生已习惯医院原有的诊疗服务，觉得没有必要签约。因此导致无法做到应签尽签，重点人群签约率低，后续履约服务不规范。少数签约居民甚至吐槽虽已与家庭医生签约，但是否能真正实现健康咨询、问诊和连续治疗管理服务则要"看运气"。

3. 解决方案　围绕如何挖掘大学师生的健康服务需求，做到有效签约、规范履约，让已签约的师生真正有获得感，该中心进行了以下探索。

（1）加强领导，全员参与。学校及社区卫生服务中心领导将签约服务工作列入民生实事以及重点督办的医改重点项目。明确各团队家庭医生签约服务的工作任务和目标；针对学校健康人群签约量大的特点，探讨扩大签约服务覆盖范围的对策。例如，采用自愿、竞争、双向选择等方式遴选团队长，组建由全科医生、社区护士、公共卫生医生、药剂师等多学科专业人员组成的签约服务团队，调整绩效分配机制等。发挥专科护士作用，为已签约的慢性病患者进行专业健康指导，并鼓励药剂师等积极参与，为签约居民提供用药咨询指导服务等。

（2）加强宣传，提高认知。首先加强对全中心医务人员的宣传教育及培训，改变思想观念及服务模式，提升签约服务所需的知识与技能，明确签约服务是与已签约者建立长期、紧密的互动关系，落实医防融合以及签约服务团队责任制，实现从单纯疾病治疗到防治结合的主动健康管理服务模式的转变。同时，深入师生所在学院及系部等功能社区，加强对辖区师生及居民的宣传，通过设立签约服务专区、张贴海报、派发宣传资料、义诊咨询等方式营造家庭医生签约服务氛围，并利用微信、公众号等多种方式广泛宣传家庭医生签约服务的惠民政策与内涵。组织签约对象建立家庭及社区活动俱乐部，注重签约居民的参与交流互动，建立"邻里"互助式的医患关系。

（3）强化技能培训，提升服务实效。组织开展形式多样的全科诊疗及健康管理服务能力培训，主要包括：引进在线全科诊疗及健康管理服务能力培训系统及临床辅助决策支持系统；邀请专家在中心开展慢性病健康管理等知识与技能培训；组织团队负责人及优秀骨干参加省、市组织的师资培训和学术会议。

（4）以健康需求为导向，实施分类签约管理，践行签而有约。该中心24个家庭医生签约服务团队均与签约居民建立了微信等交流群，统一名称为"某某家庭医生签约工作群"，并公布家庭医生签约服务团队成员联系方式，由团队中的高级药师开设药物咨询门诊、专业心理咨询师开设心理指导门诊、健康管理师开设健康咨询门诊等，随时在线解答签约居民健康方面的咨询问题，实现"家庭医生团队下班不下线"，对不同签约类别的人群实施分类管理，如表7-1所示。

表7-1　A社区卫生服务中心家庭医生团队分类签约服务及管理内容

人群	健康需求	签约后做什么	管理目标
健康人群	1. 健康咨询 2. 防病知识	1. 建立健康档案或微信群 2. 健康教育 3. 健康在线咨询答疑	一级预防（普及健康知识，提升健康素养）
高危人群	1. 健康促进 2. 行为生活方式指导，减少患病	1. 健康状况筛查及危险因素干预 2. 行为生活方式及自我健康管理指导 3. 疾病早发现、早诊断、早治疗知识教育	二级预防（提高知晓率，增强防病意识和自我保健能力，尽可能实现少得病、晚得病）
疾病人群	1. 疾病治疗 2. 慢性病健康管理 3. 防治并发症、继发病或重症及康复	1. 并发症识别及筛查 2. 慢性病管理、继发病及失能预防 3. 合理用药及康复指导	三级预防（提高规范化治疗率，减少并发症，防止发生重症，尽可能实现不得大病、少得大病、晚得大病）
重点人群	以健康需求为导向的整合型健康照护及个性化关爱	针对不同生命周期提供融入人文关爱、基本公共卫生及医疗为一体的个性化健康管理照护服务	优先落实全方位全周期的健康管理照护，促进健康可持续发展

4. 具体措施

（1）针对健康人群，探索网格化签约服务。以学院为网格单位，由相对固定的家庭医生签约团队为学生提供服务。通过家庭医生签约微信群等及时发布健康教育信息，重点推荐传染病防控、急救、健康养生保健知识；开展网络健康咨询，在线解答学生常见的健康问题及疑惑。

（2）针对已签约的慢性病高危人群，实行个性化服务和干预。该中心先后组建成立了"糖尿病前期家庭医生团队""高尿酸血症和痛风管理家庭医生团队""慢性病高危人群家庭医生团队"

等。服务团队为签约者推送慢性病高危人群健康管理科普信息等，开展高危因素筛查、健康状况和健康风险因素评估，努力实现早筛查、早发现、早干预。

（3）针对已签约的病情稳定的慢性病人群，以并发症筛查为切入点，提供慢性病精细化管理服务和干预。引进免散瞳眼底照相系统、足部血管彩色多普勒检查仪、数字震动感觉阈值检查仪等设备，通过风险评估和健康干预，控制慢性病病程进展。通过"慢性病患者自我管理小组""糖尿病学院""糖尿病患者同伴支持"等多种形式为签约的慢性病居民及家属开展互助式健康服务。

（4）按照"预约—随访—并发症筛查—健康评估—个性化指导"的流程，实施精细化健康管理。①预约：团队助理通过门诊、电话、微信等方式预约慢性病患者前来随访。②随访：面对面为预约的签约慢性病患者进行随访，告知通过观察症状和体征改变监测病情的方法、如何合理使用药物等，定期了解签约患者的病情变化，融入行为生活方式及康复指导等。③慢性病并发症筛查：对已签约的慢性病患者按照相应的慢性病分级诊疗服务技术方案、国家基层高血压和糖尿病等防治管理指南等实施并发症筛查。④健康评估：通过查体、化验、并发症筛查等，对已签约的慢性病患者及时进行综合健康评估。⑤个性化指导：根据评估结果，对慢性病患者进行个体化、针对性的健康指导，如强化系统性的健康教育、饮食及运动指导、慢性病用药指导、慢性病心理咨询等。

（5）以已签约者健康需求为导向，提供个性化履约服务。该中心在签约服务过程中，特别强调优先做好重点人群（老、弱、残、慢性病和严重精神障碍患者）的签约服务，强化防治结合，分类施策，对患者及家属提供平衡膳食、控制体重、限盐、控烟、限酒、合理用药等健康行为生活方式教育；对高血压、糖尿病等慢性病和高危人群进行用药指导和定期随访。

（6）优化签约服务绩效管理，加强履约服务质量控制。成立绩效考核工作领导小组，定期召开履约工作例会；建立微信沟通群，随时沟通日常签约工作，定期开展家庭医生履约质量控制；针对不同类型的签约人群制定履约督导考核评分表，构建履约服务标准化质量评估体系；常态化公示考核结果，督导反馈意见，将考核结果与个人以及团队绩效工资等挂钩。

5. 取得的成效　通过以上综合举措，签约与履约服务效果得到明显改善。截至 2021 年底，该中心已加入家庭医生签约服务团队的员工占 94%，已签约服务居民 20 953 人，人群签约率为 65.61%；每个家庭医生团队平均签约居民 873 人，每个团队平均签约家庭病床 8 张。辖区共有重点人群 3 697 人，已签约管理 3 296 人，重点人群签约率达 89.15%，开展慢性病并发症筛查 476 人次，其中已管理的高血压患者和 2 型糖尿病患者签约率达 100%、残疾人群签约率 84.04%、特殊人群签约率 100%。承担首批试点签约的家庭医生团队，平均每名全科医生与 200 多名签约慢性病患者实现了履约。随机抽查已签约居民家庭医生签约服务知晓率达 100%、满意率达 95%、健康知识知晓率达 86.67%，已签约高血压患者血压控制率为 75.22%，已签约糖尿病患者血糖达标率为 64.92%。

该中心签约服务团队成员从原来管"病"到现在管"人"；在已签约的患者眼中，家庭医生签约服务团队是他们的"健康守门人"，已签约者本人及其家庭成员在遇到健康相关问题时都愿意先联系自己的家庭医生签约服务团队并听取他们的建议，甚至有部分已签约者在每次旅游前，主动来中心找签约的全科医生接受体检或健康咨询后才放心出门。

（三）经验总结

1. 以人才培养、服务模式转变、健康管理服务能力提升培训为先导，强化中心全体员工的健康服务理念、医防融合服务技能以及家庭医生签约服务团队首诊负责制意识；强化家庭医生签约服务团队对签约居民的健康履行健康管理责任（谁签约谁负责、谁服务谁得益，杜绝签而不服务，建立长期主动 - 互动 - 合作式健康管理服务关系）。

2. 倡导结合员工的专业特长，将机构安排与个人意愿自由组合相结合，采取自愿、竞争、双向选择等方式遴选团队长，组建不同类型的签约服务团队，明确团队长的领导职权（"放管服"相统一),保障团队人才资源配置的科学性及团队服务的协同性,强化签约团队的健康管理责任。

3. 以辖区签约居民的健康服务需求为导向,分类(健康人群、高危人群、重点人群和疾病人群等)签订服务协议,明确各类对象的签约服务内容、方式、期限和双方的责任、权利、义务等,以家庭医生团队分类签约服务为抓手,对已签约者按"健康危险因素评估及并发症筛查—预约随访—个性化健康指导及服务"的精细化流程,实施持续、综合和规范化的健康管理服务,提升签约者的获得感。

4. 以慢性病患者和重点人群精细化管理为切入点,做实履约服务。在深化慢性病医防融合和重点人群健康管理服务上做好文章,将上级医院的专科医生加入到签约服务团队中,落实全专结合、上下协同管理重点人群和慢性病患者。

5. 构建和完善标准化的家庭医生签约服务质量评估体系,使签约服务内容不仅包含基本医疗与基本公共卫生服务项目,也包含主动的个性化健康管理服务签约内容。

6. 明确医患双方的责任与权利,有利于做实做细签而有约、落实医防融合服务,引导已签约的重点人群健康管理关口前移、主动健康管理、减少高危因素。

四、实　训　任　务

(一)实训安排

本模块的实训任务为家庭医生签约服务管理现场调研及汇报演讲。组织学生在自学家庭医生签约服务管理有关文件政策的基础上,以小组为单位,实地调研了解当地家庭医生签约服务政策实施以来取得了哪些成效,在管理方面存在哪些问题和困难等。

(二)实训内容及要求

1. 调研前准备　小组成员在复习社区卫生管理(尤其是家庭医生签约服务管理)相关知识与技能的基础上,查阅相关资料和文献。在了解开展社区卫生服务管理现场调研所需准备的前期工作内容基础上,设计草拟调研访谈提纲。

2. 现场调研　选择辖区内一家具有代表性的社区卫生服务中心进行实地调研访谈,重点对签约服务的组织管理和签约服务状况进行调研(围绕家庭医生签约服务首诊负责制、医防融合、健康管理服务、转诊服务、远程医疗服务、出诊服务以及社区协同和居民参与等,选取其中某一方面的内容)。

3. 调研报告撰写　针对现场调研掌握的该社区卫生服务中心家庭医生签约服务管理及相关现状数据资料,撰写实地考察报告,内容包括调研的社区卫生服务中心基本情况、家庭医生签约服务的组织管理和履约服务状况,分析该中心的特色和优势,总结存在的主要问题,提出有针对性的改进建议等。

4. 汇报演讲及点评　在小组内成员讨论、汇报演讲的基础上,各小组推选代表进行班级汇报演讲,教师逐一进行点评。

(三)实训步骤

1. 每个班级分成若干小组,每组4~6人,各组选出组长1名。

2. 由组长组织本组组员复习已学习的社区卫生管理(尤其是家庭医生签约服务管理)相关知识与技能,在查阅相关资料和文献基础上,设计并讨论调研访谈提纲。

3. 在教师协助下,由组长带队组织本组全体组员走访该中心,按照设计的调研访谈提纲收集相关资料,每人撰写一份该中心家庭医生签约服务组织管理状况调研报告,作为每位学生本模块的实训考核依据之一。

4. 各组组员在组内各自汇报后,经组内相互点评、集体讨论后形成本组调研报告(每组1份)并推选出汇报演讲代表,组织全班级学生开展调研报告演讲汇报会。

五、实 训 说 明

充分发挥学生的主体作用,构建社区卫生服务中心家庭医生签约服务管理沉浸式学习场景,穿插社区卫生服务中心家庭医生签约服务管理实地调研以及学生小组互动讨论,结合已学习的相关理论与技能撰写调研报告,小组成员集思广益进行讨论,在个人汇报演讲点评的基础上,进行全班级若干小组的汇报演讲和点评(表7-2)。

表 7-2　家庭医生签约服务管理状况调研报告汇报演讲评分参考标准

评分项目	评分要点	分值
1. 调研前准备	1)基本了解和熟悉家庭医生签约服务管理相关的知识与技能(5分) 2)查阅的家庭医生签约服务管理相关资料和文献较全面,了解本辖区家庭医生签约服务管理及发展现状,并能利用查阅掌握的素材撰写出相应的综述(10分) 3)设计的调研访谈提纲较全面准确(5分)	20
2. 现场调研	1)结合家庭医生签约服务管理相关政策对辖区内一家社区卫生服务中心的家庭医生签约服务状况进行实地调研访谈(10分) 2)现场调研工作积极主动,较准确把握访谈技巧(10分)	20
3. 调研报告撰写	1)报告能够真实反映实地调研的社区卫生服务中心基本情况(10分) 2)准确提炼调研的社区卫生服务中心主要服务内容和运行管理情况,尤其是家庭医生签约服务管理中的特色或优势;对存在的主要问题分析到位,提出有针对性的改进建议或建设性策略(20分)	30
4. 汇报演讲及点评	1)综合印象:①较简明扼要地阐述该中心的家庭医生签约服务管理现状,重点突出、详略得当、逻辑性强(2分);②提炼的家庭医生签约服务管理特色新颖、清晰;有较强的感染力、吸引力和号召力(3分) 2)形象与表达:①表达口齿清晰、自然流畅、语速适当,声音洪亮、普通话标准;身体动作自然得体,精神状态饱满(3分);②脱稿演讲,时间掌握得当、不超时(2分) 3)选题与内容:①主题鲜明深刻,立意新颖,问题阐明与见解独到,充分体现家庭医生签约服务管理的典型经验和创新做法(5分);②内涵丰富,紧扣主题,贴近家庭医生签约服务管理经验,观点切合当前基层卫生改革与发展相关政策,能针对家庭医生签约服务、首诊负责制、医防融合、社区协同和居民参与等发展方向以及基层卫生管理实际进行阐述(5分) 4)成效与主要问题分析:①提炼的家庭医生签约服务管理经验及做法具有一定的管理成效和社会效益(5分);②对家庭医生签约服务中存在的问题剖析到位,有数据或具体事例支撑,改进建议或建设性策略具有针对性、目标明确、可信度高(5分)	30
总分		100

六、知 识 巩 固

(一)政策知识要点

1.《国务院关于建立全科医生制度的指导意见》(国发〔2011〕23号)

2.《国务院办公厅关于推进分级诊疗制度建设的指导意见》(国办发〔2015〕70号)

3.《关于印发推进家庭医生签约服务指导意见的通知》(国医改办发〔2016〕1号)

4.《关于做好2018年家庭医生签约服务工作的通知》(国卫办基层函〔2018〕209号)

5.《关于规范家庭医生签约服务管理的指导意见》（国卫基层发〔2018〕35 号）

6.《国家卫生健康委办公厅关于做好 2019 年家庭医生签约服务工作的通知》（国卫办基层函〔2019〕388 号）

7.《关于推进家庭医生签约服务高质量发展的指导意见》（国卫基层发〔2022〕10 号）

（二）理论知识要点

1. 基本概念　家庭医生签约服务是指医疗卫生机构与常住居民签订家庭医生服务协议，由协议约定的家庭医生服务团队（或个人）为该居民提供的综合性、连续性、协调性、个性化的医疗卫生和健康管理服务。家庭医生签约服务主要由镇卫生院和社区卫生服务中心提供，以团队服务为主，也可以个人为主体提供服务。

家庭医生签约服务是以全科医生为核心，以家庭医生服务团队为支撑，围绕签约居民健康服务需求，根据国家保基本相关政策并结合机构自身服务能力，为居民提供的融合基本医疗和基本公共卫生服务的个性化全周期健康管理服务。居民与基层医疗卫生机构签订的协议中应明确签约双方的责权利、服务内容、服务方式等，以便建立长期信赖、稳定而自愿的共建共享服务关系。

家庭医生签约服务为人民群众提供全方位全周期的健康管理服务，是深化医药卫生体制改革、落实健康中国战略、转变基层医疗卫生服务模式、强化基层医疗卫生服务网络功能的重要途径。家庭医生签约服务应优先覆盖老年人、孕产妇、儿童、残疾人等重点人群，以及高血压、糖尿病、结核病等慢性病和严重精神障碍患者。全专结合、上下联动的签约服务方式，有利于发挥家庭医生签约服务团队管理慢性病患者的独特优势，有利于签约团队与患者之间形成契约式服务关系，从而更好地为签约家庭和个人提供安全、方便、经济、有效、综合、连续的基本医疗和基本公共卫生服务，以及约定的个性化健康管理服务。

随着家庭医生签约服务的高质量发展及分级诊疗工作的逐步落实，越来越多的慢性病签约患者将下沉到基层医疗卫生机构接受综合性、连续性的健康管理服务。签约患者对签约团队更加信任、更有黏性，有利于签约居民共建共享健康，有助于进一步全面落实分级诊疗和家庭医生团队服务责任制，以及长期、持续、规范化的健康管理服务实施。

2. 家庭医生签约服务管理相关政策演变历程及要点　自《国务院关于建立全科医生制度的指导意见》（国发〔2011〕23 号）实施以来，全国各地开展了多种形式的签约服务试点，在团队组建、筹资、激励、考核等新机制方面积极开展探索。

2015 年 9 月印发《国务院办公厅关于推进分级诊疗制度建设的指导意见》（国办发〔2015〕70 号），明确要建立基层签约服务制度。通过政策引导，推进居民或家庭自愿与签约医生团队签订服务协议。

2016 年 5 月，国务院医改办等七部门《关于印发推进家庭医生签约服务指导意见的通知》（国医改办发〔2016〕1 号）强调，要围绕推进健康中国建设，以维护人民群众健康为中心，促进医疗卫生工作重心下移、资源下沉；要结合基层医疗卫生机构综合改革和全科医生制度建设，加快推进家庭医生签约服务，调动家庭医生开展签约服务的积极性；提高签约服务水平和覆盖面，促进基层首诊、分级诊疗，为群众提供综合、连续、协同的基本医疗卫生服务，增强人民群众获得感。

2018 年 3 月，国家卫生健康委办公厅下发《关于做好 2018 年家庭医生签约服务工作的通知》，明确了要合理确定签约服务工作目标，把工作重点向提质增效转变，做到签约一人、履约一人、做实一人。要优先做好重点人群签约服务，做好重点人群以及慢性病和严重精神障碍患者的健康管理服务，加强防治结合，分类施策。签约服务采取团队服务形式提供，减轻家庭医生的非医疗事务工作负荷。家庭医生团队要对接签约居民的服务需求，提供医防融合、综合连续的医疗卫生服务。建立预约就诊机制，引导签约居民优先利用签约家庭医生的诊疗服务。推广实施慢性病长处方用药政策。依托信息手段与签约居民密切联系。加快签约服务智能化信息平台建设与应用，提供在线签约、预约、咨询、健康管理、慢性病随访、报告查询等服务。

2018 年 9 月，国家卫生健康委员会、国家中医药管理局发布《关于规范家庭医生签约服务管理的指导意见》(国卫基层发〔2018〕35 号)，明确提出要提升家庭医生签约服务规范化管理水平，促进家庭医生签约服务提质增效。要求规范签约服务提供主体，明确签约服务对象及协议，丰富签约服务内容；家庭医生团队应当根据签约居民的健康需求，结合自身服务能力及医疗卫生资源配置情况，依法依约为其提供基础性和个性化签约服务，包括基本医疗服务、公共卫生服务、健康管理服务、健康教育与咨询服务、优先预约服务、优先转诊服务、出诊服务、药品配送与用药指导服务、长期处方服务、中医药"治未病"服务以及各地因地制宜开展的其他服务。推进"互联网 +"家庭医生签约服务，强化签约服务的管理与考核，健全机构内部管理机制。以家庭医生团队组成、服务对象的数量、履约率、续约率、服务数量、服务质量、签约居民满意度和团队成员满意度等为核心考核指标。要求落实签约服务费，原则上应当将不低于 70% 的签约服务费用于家庭医生团队，将考核结果与家庭医生团队和个人绩效分配挂钩。

2019 年国务院政府工作报告中明确提出要提升家庭医生签约服务质量。《国家卫生健康委办公厅关于做好 2019 年家庭医生签约服务工作的通知》中提出，在保证服务质量基础上，稳步扩大签约服务覆盖面。要不断完善签约服务保障政策，推动落实签约服务费、绩效工资、医保支持等政策措施。要细化、实化签约服务相关技术规范、服务流程和服务标准等制度。要完善签约服务考核评价机制，将签约服务纳入基层医疗卫生机构综合考核，充分发挥信息化在考核中的作用。要结合优质服务基层行活动、社区医院建设试点和紧密型县域医共体试点工作，重点提升基层医疗服务能力，改善服务质量，着力解决群众痛点和难点问题，努力满足签约居民的健康服务需求。要继续以家庭医生团队为载体，以高血压、糖尿病等慢性病管理为突破口，强化基层医防融合。要大力推进"互联网 +"签约服务，不断丰富家庭医生签约服务的内容和形式，优先发展居民需求量大、获得感强的服务项目，着力提高签约服务对居民的吸引力和感受度。

2022 年 3 月，国家卫生健康委员会等六部门联合发布《关于推进家庭医生签约服务高质量发展的指导意见》(国卫基层发〔2022〕10 号)，明确提出"积极增加家庭医生签约服务供给，扩大签约服务覆盖面；强化签约服务内涵，突出全方位全周期健康管理服务，推进有效签约、规范履约；健全签约服务激励和保障机制，强化政策协同性，夯实签约服务政策效力，推进家庭医生签约服务高质量发展"的思路。要求在确保服务质量和签约居民获得感、满意度的前提下，循序渐进积极扩大签约服务覆盖面，逐步建成以家庭医生为健康守门人的家庭医生制度。要引导综合医院医生参与签约服务，健全参与签约服务工作机制。综合医院的全科医生应通过多点执业方式，确定至少一个基层医疗卫生机构，为基层签约服务提供技术支撑。鼓励综合医院全科医学科采取包地段、就近包片方式，在功能社区设立基层卫生服务站点，提供家庭医生签约服务。积极开展全专结合服务，促进家庭医生签约服务医防融合，进一步提高签约服务的针对性和吸引力，并完善签约服务保障条件。

（王皓翔　王家骥）

模块八　医院薪酬制度改革

一、实　训　目　标

通过医院薪酬制度改革案例及实训，主要实现如下教学目标。

1. 知识方面　掌握国家薪酬改革政策；熟悉医院薪酬设计的基本思路、主要内容及方法、步骤，医院各类人才薪酬体系的关键绩效指标和要素；了解医院薪酬制度改革的背景、动力、原则和基本逻辑，实施薪酬改革方案要求和控制过程。

2. 能力方面　培养正确判断医院发展所面临问题和主要挑战的能力，培养综合科学决策能力；按照规范的内容和方法，培养制定方案及团队协作能力；培养综合平衡各利益相关者意愿和要求的能力。

3. 思想政治方面　树立以人民健康为中心，以医院高质量发展为目标，以学科建设和人才建设为重点的薪酬改革观念；培养全局意识、发展意识、创新意识。

二、实　训　框　架

合理的医院薪酬管理制度不仅可以激发医院员工的工作积极性和创造性，还可以提升医院的核心竞争力，是实现医院高质量发展的基础。本模块实训重点围绕我国医院薪酬制度改革的三个历程，即第一轮改革"平均主义"、第二轮执行"九项准则"、第三轮落实"两个允许"。通过实训案例展现第一轮改革的典型经验，体现医院薪酬制度改革思路与做法。通过实训任务模拟医院在落实"两个允许"中如何设计、实施薪酬制度改革。

医院薪酬制度改革是公立医院在外部薪酬政策驱动下，为满足医院内部管理需求，落实内部分配自主权、发挥薪酬制度的激励作用，同时保障功能、保障医院公益属性的改革；通过成立薪酬制度改革组织，深入改革调研，提出改革方案，完成方案风险评估，方案论证合法过程，逐步稳妥推进，实现改革目标的系列管理实践。医院薪酬制度改革总体框架如图8-1所示。

无论哪个时期的医院薪酬制度改革其核心问题是一致的，主要思考点包括：如何兼顾效率、公平、可持续？总量如何？筹资来源？工资构成结构如何？固定和变动比例如何？如何与政策要求衔接，体现政策导向（如取消与药品、检查、检验等收入挂钩）？如何通过薪酬做到有效激励？

本实训案例旨在了解2000年医改背景下医院薪酬制度面临的第一轮改革，主要面临的问题是在社会主义市场经济背景下，如何改革根深蒂固的平均主义薪酬制度？如何兼顾调动职工积极性、稳定职工队伍？这一历史背景下，以走在薪酬制度改革前沿、经历成功改革实践的D医院为案例，呈现该医院薪酬制度改革全过程：分析外部薪酬政策和医院战略背景，提出医院内部薪酬问题，设计并落实薪酬改革方案，取得医院全面长远发展成效。

2013年，《国家卫生计生委国家中医药管理局关于印发加强医疗卫生行风建设"九不准"的通知》（国卫办发〔2013〕49号）要求，医疗卫生机构应当结合深化医改建立科学的医疗绩效评价机制和内部分配激励机制。严禁向科室或个人下达创收指标，严禁将医疗卫生人员奖金、工资等收入与药品、医学检查等业务收入挂钩。2021年，国家卫生健康委员会会同国家医疗保障局、国

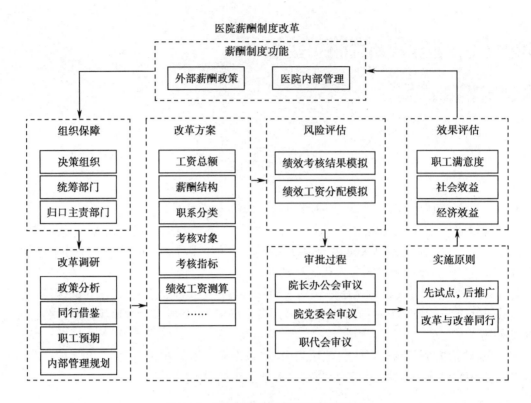

图8-1　医院薪酬制度改革总体框架图

家中医药管理局,在"九不准"的基础上,共同制定印发《医疗机构工作人员廉洁从业九项准则》(国卫医发〔2021〕37号)。在此期间,D医院在第一轮改革经验基础上,执行"九不准""九项准则",对"医疗增加值"等绩效指标的考核与分配进行了完善,推进第二轮改革。

因此,在以往改革基础上,实训任务则根据《关于深化公立医院薪酬制度改革的指导意见》(人社部发〔2021〕52号),结合上述薪酬制度改革案例基本思路,对D医院进行第三轮薪酬制度改革。本次改革主要面临的问题是在落实"两个允许"要求背景下,如何逐步建立体现岗位职责的薪酬体系,以强化医院公益属性、调动职工积极性。实训采用角色扮演的方式进行医院薪酬制度改革的设计和训练。医院薪酬制度改革实训模块总体设计思路如图8-2所示。

三、实 训 案 例

(一)案例背景

1. 医院薪酬改革总体背景　《国务院办公厅转发人事部关于在事业单位试行人员聘用制度意见的通知》(国办发〔2002〕35号)指出,通过实行人员聘用制度,转换事业单位用人机制,实现事业单位人事管理由身份管理向岗位管理转变,由行政任用关系向平等协商的聘用关系转变,建立一套符合社会主义市场经济体制要求的事业单位人事管理制度。自此,我国事业单位用人机制进入全新阶段。

之后,配套事业单位人员聘用的岗位设置、收入分配等相关制度也相继出台。《事业单位岗位设置管理试行办法》(国人部发〔2006〕70号)规范了事业单位岗位设置,为改革事业单位工作人员收入分配制度奠定了基础。其中,在卫生事业单位领域,《卫生事业单位贯彻〈事业单位工作人员收入分配制度改革方案〉的实施意见》(国人部发〔2006〕111号)推行公立医院实行岗位绩效工资制度。岗位绩效工资由岗位工资、薪级工资、绩效工资和津贴补贴四部分组成,其中岗位工资和薪级工资为基本工资。基本工资执行国家统一的工资政策和标准。

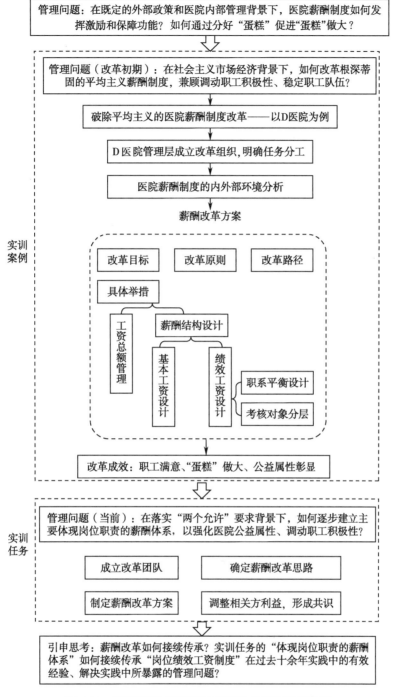

图 8-2 医院薪酬制度改革实训模块总体设计思路图

在改革进程中,《中共中央 国务院关于分类推进事业单位改革的指导意见》(中发〔2011〕5 号)细分从事公益服务的事业单位,将承担非营利医疗等公益服务,可部分由市场配置资源的,划入公益二类;完善支持公益事业发展的财政政策,对公益二类,根据财务收支状况,财政给予经费补助,并通过政府购买服务等方式予以支持。与之配套的《关于深化事业单位工作人员收入分配制度改革的意见》规范事业单位实施绩效工资制度,由事业单位主管部门核定所属各事业单位的绩效工资总量,事业单位发放绩效工资不得突破核定的总量。事业单位绩效工资分为基础性绩效工资和奖励性绩效工资两部分。基础性绩效工资主要体现地区经济发展水平、物价水平、岗位职责等因素;奖励性绩效工资主要体现工作量和实际贡献等因素,根据绩效考核结果发放,采取灵活多样的分配方式和办法。各事业单位要完善内部考核制度，把绩效考核与分配更好地结合起来，发挥绩效工资分配的激励导向作用。

当前，在医疗体制改革的大背景下，为落实"两个允许"要求，即"允许医疗卫生机构突破现行事业单位工资调控水平，允许医疗服务收入扣除成本并按规定提取各项基金后主要用于人员奖励"，实施以增加知识价值为导向的分配政策。《关于深化公立医院薪酬制度改革的指导意见》（人社部发〔2021〕52号）提出充分落实公立医院内部分配自主权，在核定的薪酬总量内，公立医院可采取多种方式自主分配。可继续完善岗位绩效工资制度，也可结合本单位实际，自主确定其他更加有效的分配模式。可探索实行年薪制、协议工资制、项目工资等灵活多样的分配形式。逐步建立主要体现岗位职责的薪酬体系，实行以岗定责、以岗定薪、责薪相适、考核兑现。合理确定内部薪酬结构，注重医务人员的稳定收入和有效激励，进一步发挥薪酬制度的保障功能，充分体现公立医院的公益属性。

由此可见，D医院薪酬改革有如下特点。一是医院薪酬制度改革政策性强，紧扣国家政策推进改革。2002年前后，医院薪酬制度改革进入为适应社会主义市场经济体制要求的改革阶段；2013年开始，医院执行"九不准"，进入推进"收入减支出乘以分配比例"改革阶段；2021年开始，医院薪酬制度改革进入落实"两个允许"、增加知识价值为导向、建立主要体现岗位职责的薪酬体系新阶段。二是医院薪酬制度改革亟需医院加强政策分析、创新内部绩效管理，落实对绩效工资等的医院内部分配自主权。三是医院薪酬制度改革应兼顾激励与保障；合理拉开差距，防止差距过大，充分体现医院公益属性。

2. D医院案例概况　某县级市地处浙中地区丘陵地带，辖区面积1 739平方千米，第五次人口普查显示人口78.78万。2000年人均GDP为12 692元/人，约为同期全国平均水平的1.8倍，经济发展水平居全国百强县60位左右。

2000年，该市有县市级医院5家，卫生院16家，全年医疗单位门急诊170.4万人次，住院2.9万人次。高级职称卫生技术人员94人，中级586人。床位1 586张，每千人口医生数2.68人，床位数2.01张。

（1）该县（市）第一人民医院概况：该县（市）第一人民医院是一家公立医院，1960年创办，2000年晋升为三级乙等综合性医院，医院占地80亩。该院当时的总体发展目标是成为该市医疗中心、三级甲等综合性医院、区域医疗中心的重要组成医院、医学院校的附属医院。

（2）该院薪酬制度改革的背景

1）居民医疗服务需求快速增加，迫切需要优质高效的医疗服务体系。从1991年至2000年10年间，所在市居民人均年门诊量从不到1次/人年增长至2.5次/人年，每百人年住院人次从1.5人次增长到3.5人次。随着社会医疗需求量和质的快速提升，亟需加快培育一套高水平的医疗服务体系，这一体系的培育和管理则需要现代薪酬制度与之相适应。

2）医疗行业内的竞争环境逐渐形成，加快建立一套激励效果强的薪酬制度迫在眉睫。在20世纪90年代，区域内医院间的竞争较为明显。距离该院18千米的隶属另外一个县市第一人民医院、由政府提供土地和资金异地新建的医院新院区即将启用，将对该院形成较大竞争压力。如何优势互补、更好地服务人民健康？如何才能更好地激励员工、吸引优秀专业人才？该院管理团队达成一致共识，即快速建立一套新的薪酬管理制度。

3）外部薪酬制度快速变化影响医院内部运行稳定，亟需建立一套不受外部干扰的内部薪酬制度。该院1993年职工年人均工资4 800元，2000年增长到25 000元，7年间增长了4倍多。当时医院实行工资及津贴加奖金的薪酬制度，工资及津贴由行政部门确定，奖金由医院自主发放，工资和津贴相当于固定工资，奖金相当于活动的绩效工资。

根据我国的管理模式，公立医院是差额拨款的事业单位（二类保障单位）。所谓差额拨款就是医院的运行支出，一部分由政府财政拨款，另一部分源于医疗业务收入。实际上，财政给公立医院的拨款数额自 1980 年到 2000 年近 20 年间基本没有增长,职工工资总额中财政拨款占比越来越低,绝大部分来自医疗业务收入。

随着当时社会平均工资的提升,外部薪酬制度不断变化,政府管理部门不断下文要求大幅提高公立医院职工工资和津贴的标准,但并未相应增加财政拨款,这就意味着在当时的背景下,职工工资增加的部分只能靠医院自食其力。

如何有效兼顾落实政府要求与医院可持续发展之间的平衡,成了摆在医院面前的两难问题。政府增加工资的规定要严格执行,但医院用于发放职工工资的经济能力是基本限定的,增加了工资,就降低了与职工工作数量和质量挂钩的奖金标准,那显然会打击职工的积极性和工作热情;如果既要增加工资又要奖金标准不减,医院又无力支付那么多钱。

因此,加快薪酬制度改革,跳出事业单位传统薪酬体系,建立一套能适合医院特点的薪酬制度就成为主要的改革命题。

4)打破内部平均主义需要薪酬制度改革来破题。主管护师的工资水平高于同年资的主治医师,因为两者的基本工资是一样的,而护士多了护工、护龄津贴,后勤保障普通工勤人员和专业医护人员的工资水平差异也很小。这种平均主义现象与改革开放快速发展中出现的各种专业人才市场的薪酬差异,与各类专业人才本身的专业技术价值出现背离。要解决这样的问题,只有通过薪酬制度改革来破解。

鉴于上述情况,为了推动医院发展,调动职工的积极性,稳定职工队伍,提升医院对优秀医学人才的吸引力,处理好职工分配和医院发展的关系,非常有必要构建一套薪酬分配体系。

(二)改革思路

在医院领导的推动和卫生主管部门的支持下,D 医院开始了第一轮薪酬制度改革。

1. 薪酬体系改革的目标

(1)薪酬体系必须与人才市场化的外部环境相匹配。对内医疗专业技术人才留得住,对外优质医学人才招得进。

(2)薪酬体系必须对全院职工产生强有力的激励作用。充分激发职工积极性,提升整体服务能力,满足人民群众快速提升的医疗健康服务需求。

(3)薪酬体系必须满足医院快速发展后内外环境变化的需要,为提升竞争力提供动力。

2. 薪酬改革的原则　为了实现上述改革目标,医院按照当时政府授予的薪酬改革权限和公立医院发展的社会目标,确定本次改革的基本原则。

(1)推动医院可持续发展的原则:通过建立薪酬激励机制,提高医疗服务水平,达到医院高质量、可持续发展目的。

(2)保持队伍稳定原则:建立适度的激励机制。激励力度太弱,不能充分调动职工的积极性;激励力度太强,基本薪酬太少,则可能影响公益性。因此,需要合理把握激励力度。

(3)促进协作和组织功能最大化原则:医疗服务是有组织的协作生产,需要医生间、医护间、各小组间的协同配合。薪酬体系改革应选择适当的专业科室和病区作为绩效考核和薪酬分配核算的基本单元,形成其内部目标和利益的一致性,促进基本单元内部各类人员间工作高效协同,实现医院服务功能最大化。

(4)重点激励原则:医院的各类人员在医疗服务中的工作性质不同,发挥的功能和贡献也不同。其中,医生是最具主动性、独立性的职系,调动医生的工作积极性,对医院医疗服务功能的发挥至关重要。因此,要重点强化对医生职系的激励措施,推动医院整体服务水平提升。

(5)维护内部竞争和公益性原则:薪酬改革要坚持按劳分配,坚持多劳多得、优劳优酬,充分体现医疗服务质量和复杂劳动的价值。同时,要坚持社会公益性方向,提升患者和医务人员满意度。

(6)公平、公开原则:薪酬体系关乎每个职工的切身利益。薪酬设计需考虑学历资历、专业技术水平、工作量、工作质量、岗位责任大小等因素,尽可能达到公平性。薪酬制度设计过程及运行均须公开透明,具备公信力。薪酬制度须经职工代表大会表决通过。

3. 改革的逻辑思路 按照医院薪酬体系改革的目标与原则,建立新型医院薪酬体系改革的基本框架,提出实现改革目标的具体措施,如图8-3所示。

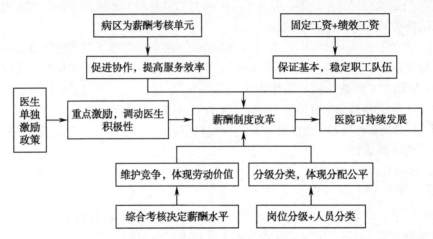

图8-3 该院薪酬制度改革设计思路图

(1)薪酬体系改革促进医院发展:建立职工工资总额和医院发展资金动态管理机制,即医院坚持社会利益最大化的综合绩效越好,职工工资总额越多,医院提留的发展资金也同步增加,医院发展和职工薪酬水平提高捆绑在一起,促进两者的双赢。

(2)薪酬由固定工资 + 绩效工资构成:为保持医疗队伍的稳定性,增强薪酬制度的激励作用,将工资分为固定和变动(动态)两部分,改变两者比例,可以调整薪酬激励强度。同时,将政府人社部门规定的薪酬体系归为档案工资,政府规定的动态增资管理不变,当职工长期病事假或者退休之后,则可依照档案工资享受相关福利。

(3)以病区为单位计算薪酬总额:医疗服务是有组织的协作生产,需要医生间、医护间、各小组间的协同配合,才能实现医疗服务功能的最大化。医院的医疗服务功能是通过科室、病区、医疗小组来实现的。医疗小组具有独立功能,但多数医疗功能难以在此水平上发挥;专业科室虽具备更多的功能,但关键功能是由病区独立发挥的。因此,本次改革将病区作为薪酬考核的基本单位,以促进职工协作与医院服务功能最大化。

(4)对医生的特殊激励政策:医生是医疗服务的核心要素,为充分调动医生的积极主动性,改革方案专门为医生设计出一套特殊的激励政策,在参与以病区为基础的集体分配基础上,按照对个人工作绩效的考核结果获得相应报酬。

(5)综合绩效决定薪酬水平:病区薪酬总额主要取决于其提供医疗服务的数量、质量、难度和公益性,并用一套严格的指标体系计算,以保证激励机制有效性和激励方向正确。

(6)薪酬根据人员类别和岗位级别进行调整:薪酬改革对医生、护士、管理等人员实施分类定薪制,对高、中、初级技术人员实行分岗定薪制,充分考虑不同工作性质、岗位所承担的责任和所做的贡献,体现收入分配的公平合理性。

(三)薪酬改革方案

1. 工资总额管理 根据上述薪酬体系改革原则,制定工资总额形成机制。

(1)工资总额的来源:医院工资总额来源于医院医疗增加值。所谓医疗增加值就是医院业务收入扣除医疗业务相关成本后的结余,医院可以通过增加区域医疗市场份额、增加工作量、节约成本消耗和提高工作效率来实现医疗增加值的增长。所以在医院创造的医疗增加值中,大部分用于职工薪酬分配,小部分用于医院的建设与发展。

(2)工资总额静态管理和动态管理:所谓工资总额静态管理就是管理部门年初设定医院本

年度的工资总额，不受医院运营成果好坏影响。而工资总额动态管理则是年初设定一个计算规则，工资总额根据运行绩效动态调整。显然，后者比前者更能产生激励作用，和薪酬改革目标更加一致。

（3）工资总额动态管理的计算依据：因工资总额主要来源是医疗增加值，薪酬体系选择医疗增加值作为工资总额的主要管理依据。医院年初设定当年全院创造的医疗增加值中列入工资总额的占比，这一年就按医院实际创造的医疗增加值及规定的占比提取工资总额，剩余部分列入医院事业发展基金。

（4）工资总额的最终确定：医疗增加值是一个经济指标，以医疗增加值为工资总额计算依据的好处在于可以激励全院向增加收入和节约成本两个方向努力，但如若不加以管控，难免出现过度追求经济效益、偏离医院公益性等现象。下一步的薪酬制度改革应更加注重以知识价值为导向、完善主要体现岗位职责的薪酬体系（图 8-4）。

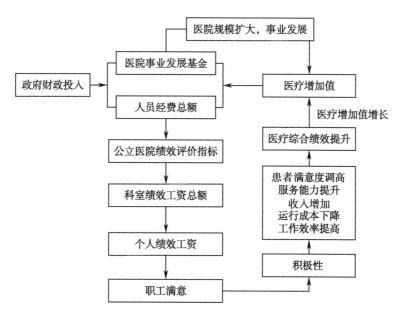

图 8-4　基于医疗增加值的薪酬激励和医院发展关系模型

所以，在工资总额管理设计中，增加了社会公益指标作为权重。一是增加了次均费用（门诊，住院）增幅控制指标，即门诊、住院次均费用年增幅小于 5%，医院和科室这两个次均费用若超过 5%，超过部分不列入工资总额。二是为防止多收轻症患者，把病例组合指数（CMI，反映疾病严重程度的指数）列入考核指标，这一指标每年至少增加 0.02，若未达增长目标，将减少工资总额。三是把医疗质量指标也列入工资总额管理考核。全年医疗质量 90 分为达标，若不达标将扣减工资总额，扣减幅度为质量分每低于 90 分的 1 个百分点，工资总额扣减 2 个百分点。由此，避免可能出现的医疗费用不合理增长，并保障医疗质量。

2. 职工工资结构设计

（1）工资结构：采取国内外常用的固定工资（基本薪）加绩效工资（活动薪）模式。固定工资（即基本工资）由岗位工资和工龄工资组成，只要全勤就全额支付。绩效工资为活动工资，受岗位系数和绩效考核影响。

（2）固定工资和绩效工资的比例：固定工资和绩效工资的比例设计至关重要。固定工资比例高，活动工资比例就低，职工队伍稳定性高，但激励效果差；反之，激励效果好，职工队伍稳定性差。鉴于当时的条件和实际，最终选择的方案是，减少固定工资的比例、增加活动工资的比例，固定工资∶绩效工资 = 30∶70。实施过程中，随着改革和发展的深入，对这个比例结构不断进行调整完善。

3. 职工薪酬的职业系列划分

（1）职工职业系列划分：职工可划分为临床医生、临床护士、医技人员、行政管理人员、后勤保障人员五大类。

（2）职系间薪酬水平的比较关系：职系间薪酬水平比较关系的设定将决定职系间平均工资的差距。在医院，临床医生主导医疗服务，是最重要的职系；护士职系规模最大，常常占全体职工的 40% 以上。处理好这两个职系的关系至关重要。2001 年，在我国医疗行业中，职工的薪酬观念根深蒂固，平均主义、"大锅饭"的思想普遍存在，要把医生与护士职系薪酬差距拉得很大，显然不可能也不公平。经过再三讨论和权衡，最终确定临床医生和临床护士的平均薪酬比为1.4∶1，后勤保障职系为 0.8，医技职系为 1.1，行政人员职系为 1.05，院级领导实行年薪制，具体标准由院长办公会审定。

4. 临床科室组织架构与岗位设置　2001 年该院标准病区配置是：开放病床 45 张，临床医生7 位，护士 13 位。

在病区中建立医疗组的工作模式，引用行业传统的初、中、高三级医生管理制度，这是当时行业内的共识，因此将病区的组织架构确定为：一位主任领导两个医疗小组，每个医疗小组 3 名医生，设 1 名组长（高级），1 名副组长（中级），1 名住院医生（初级），形成了四个等级 7 个岗位，如图 8-5 所示。

一个病区设 1 个护理单元，设 1 名护士长，两个护理小组，每个小组 6 名护士，设 1 名护理组长，2 名高级护师，3 名护士。形成了四个等级 13 个岗位，如图 8-6 所示。

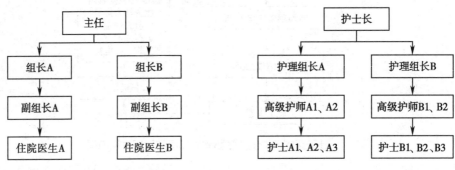

图 8-5　科室医生岗位设置图　　　　图 8-6　科室护理岗位设置图

5. 岗位工资和工龄工资的设置　岗位工资依据当时测算的职系平均工资的 30%，结合岗位的等级系数确定。工龄工资以工龄为依据，每年工龄每月 10 元，全院所有职工不分专业都一样。

6. 绩效工资的设置　绩效工资占职工薪资的 70%，设计好绩效工资的分配关系是新一轮薪酬制度改革成败的关键。

（1）以病区为单位的绩效工资考核指标

1）工作量指标：包括门诊人次、住院人次、有效床日数和手术人次数。

2）效益指标：包括医疗增加值、药占比和材料占比。

3）评价指标：包括门诊和住院次均费用增幅控制目标完成率、医疗质量分和疾病疑难程度指数增幅达标率。

（2）绩效工资的分配与发放

1）绩效工资的分配：第一，根据前述绩效指标完成情况，计算每个病区或每个科室绩效工资；第二，根据医生∶护士 =1.4∶1 的规则，确定医生和护士职系上月的绩效工资；第三，根据医护两职系内各岗位分配系数分配到个人。岗位绩效分配结构如图 8-7 所示。第四，科主任和护士长拥有对各自职系内绩效工资总额 3% 的自主分配权，但必须公开透明。

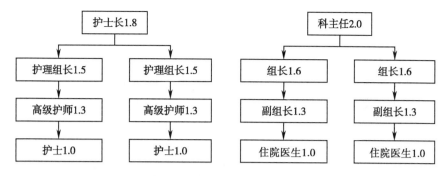

图 8-7　岗位绩效分配结构图

2）绩效工资的发放：第一，每月上旬由院财务科绩效办公室完成上一个月的全院各科室（病区）绩效工资计算；第二，每月中旬提请并完成党委会审核批准；第三，每月下旬供科室（或病区）内部按岗位分配系数结合主任、护士长 3% 的自主分配权，完成每个职工的签名确认，再提交财务科和人事科审核。职工签名时可以看到科内每位成员的绩效工资数，保证分配公开透明。第四，次月 8 日为工资发放日，由财务科将每位职工的工资打入各自工资卡。发放的工资中，岗位工资和工龄工资是当月的，绩效工资是上上月的。

（3）对医生的单独激励：为了充分发挥医生个体的积极性，在门诊数量、手术数量评价方面有必要设立单项奖励，选择了以个体为单位考核奖励作为补充。

7. 构建薪酬体系还需考虑的三个问题

（1）医院薪酬分配增量资金从哪里来：若要保证薪酬制度改革的成功，必须要保证绝大部分人员的收入能够逐年增长。可能的资金来源有三条：一是提高门诊和住院的平均费用；二是提升技术、改善服务，提高区域医疗市场份额和人均产出；三是提倡勤俭节约，降低运行成本，提高医疗增加值在医疗业务收入中的比例。其中，第一个途径不可取，将会损害患者利益，也背离公立医院的宗旨。增加职工薪酬资金的来源应主要通过调动职工积极性，提升医疗技术水平，提高工作效率，增加人均工作量，以及节省医疗成本，提高医疗增加值百分比这两条途径来实现。

（2）调节不同专业科室间薪酬平衡：长期以来，我国形成了不同医疗专科间差异化的收费标准，不同的专科虽然付出同样的劳动、承担同样的风险，但所获得的经济收入却相差很大。如小儿科、感染科、肿瘤化疗科、急诊、重症医学科等，这些科室医疗服务收费低，难以通过努力达到其他科室的经济收入水平，如果按同样的标准进行分配，这些科室职工的利益必将受到影响。为了达到不同专科间的平衡，本方案坚持相同的劳动强度、类似的风险程度将获得相同的劳动报酬的原则，来调整不同专业科室间薪酬不平衡问题。

（3）维护公立医院社会公益性：在薪酬制度设计中，把出现过度趋利化、损害患者利益、偏离公立医院社会公益目标作为重点问题来解决，具体制度安排如下。

1）设立医疗费用控制指标：即限制门诊和住院次均费用增长幅度≤5%，若增长超过 5%，不但超过部分不列入薪酬分配，而且要被处罚。

2）设立药品控制指标：对每个专科都设立门诊每号药费、药品占业务收入比例，对每个住院患者平均药费及药品占业务收入的比例均设置上限值，称之为"四条红线"，超过限值将受到严厉处罚。

3）设立控费相关的质量指标：本制度设计了如住院患者手术占比、三四类手术占比、平均住院日等质量管控指标，确保医疗治疗安全并尽可能防止轻症患者住院。

4）建立急诊绿色通道：急诊患者送到医院后，如果忘记带钱或者没有钱，授权当班医生有每个患者 1 000 元的透支权。如最终收不回透支的医疗费用，当事医生不需要承担经济责任，也不会影响其薪酬分配。这样保证不会因经济原因影响急诊患者的抢救。

8. 案例小结　D 医院分析了当时医院薪酬制度与社会主义市场经济环境不适应的现状以及

医院战略规划所需的薪酬制度功能,基于医院所享有的内部职工薪酬分配自主权,做出了重构医院薪酬分配体系的重大决策;通过成立改革团队、分析医院内外部环境,提出薪酬方案总体目标、原则、路径,细化具体举措,依序完成薪酬模拟测算、办公会职代会审议等风险评估、公开透明合法过程等,推行了医院薪酬制度改革,取得了职工满意、医院发展、患者受益的改革成效。

(四)薪酬体系改革成效

医院在过去二十余年实现了高效发展,得益于医院内部管理改进、医改政策红利、社会经济发展等方面,其中,薪酬体系改革在这个过程中发挥了至关重要的作用。

1. 服务能力快速提升 新的薪酬制度执行极大地调动了广大职工的积极性。2001 年到 2021 年的 20 年里,该院门诊人次从 35 万人次上升到 190 万人次,住院人次从 10 950 人次上升到 84 500 人次,住院手术人次从 4 000 人次上升到 30 000 人次。工作效率得到了很大提高,20 年间每名职工年门诊人次从 542 人次上升到 804 人次,年住院人次从 18 人次上升到 36 人次。2016 年提前实现 90% 住院患者在县域内诊疗的医改目标。

2. 收入结构明显改善 20 年间,医疗增加值百分比从 41% 上升到 49%。医疗增加值百分比的提高为职工工资总额的扩大及医院建设发展提供了资金保障。

3. 医疗技术及管理骨干稳定,职工流失率低 由于新一轮薪酬制度的分配政策和医疗卫生人才市场机制相匹配,分配的结果为后勤普工和顶尖专业技术骨干的年收入差距是 1∶10 的关系。后勤普工在院内虽处低收入人群,但和社会同类人员相比较,年实际收入仍能高出 20% 以上。重要医疗骨干的收入也高于行业同类人员 20% 以上,再加上医院工作平台的快速提升,医院职工队伍长期处在较稳定状态,职工流失率在 3% 以下,20 年来没有一个科主任流失。

4. 医院事业快速发展,公益性得到很好维护 医疗拥有土地从 2001 年 80 亩增加到 2021 年 200 亩,医疗及生活用房从 3 万平方米增加到 30 万平方米,开放床位数有较大增长。2019 年 5 月,该院晋升为三级甲等综合医院,医疗品质和服务品质都成为该地区同类医院的标杆,门诊和住院的平均医疗费用处在同类医院的较低水平,各类弱势人群都得到良好照顾。

四、实训任务

医院薪酬制度改革是一项系统工程,涉及环境分析、需求分析、明确目标、制定方案、相关方利益诉求与调整、动态适应等过程,需要运用一系列管理手段和方法。

医院薪酬制度改革可分为四个步骤。一是外部政策环境分析和内部管理需求分析,明确医院面临的主要问题与挑战;二是明确改革的目标和原则,确定薪酬改革的基本思路;三是综合分析薪酬体系的关键要素,制定改革方案;四是分析薪酬改革相关的利益诉求,不断进行动态调整。

具体制定过程又可分为十个环节,如图 8-8 所示。

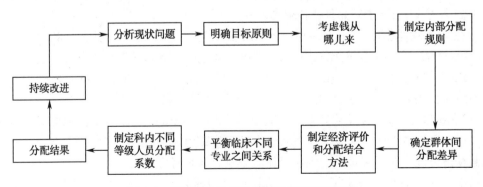

图 8-8 薪酬制度改革方案设计步骤和环节图

　　为此，实行医院薪酬制度改革需要组建一个团队，形成以医院领导班子为核心、人事部门具体操作、各相关职能部门密切配合的项目组织。

　　根据《关于深化公立医院薪酬制度改革的指导意见》（人社部发〔2021〕52号），结合上述薪酬制度改革案例基本思路，实训可根据需要开展三个方面的训练。一是从环境分析到确定改革原则，使学生了解薪酬制度改革思路的形成过程；二是通过制定薪酬改革方案的全过程，使学生了解医院薪酬方案的关键要素、制定方法与程序；三是对薪酬改革相关各方的利益进行调整，形成可被普遍接受的方案。

　　这个项目组织作为医院绩效考核的管理团队，需要进行团队内部分工、职责界定与部门间协调，主要完成三项工作。

1. 确定薪酬改革思路

（1）目的：明确医院薪酬制度改革方向、目标和实现路径。

（2）任务：明确改革的原则，提交薪酬改革的逻辑框图。

（3）实操：小组辩论会。学生分为几组，各组观点不同，分别阐明各自的观点，提出各组对医院内外环境的认识，提出对医院薪酬改革的目标和实现目标的基本路径。

2. 制定薪酬改革方案

（1）目的：掌握医院薪酬体系的关键要素及薪酬方案制定程序与方法。

（2）任务：规范地完成一份医院薪酬改革方案。

（3）实操：角色扮演。确定不同角色，明确工作职责和工作任务，大家协作，共同完成一项薪酬改革方案的制定。

3. 调整相关方利益和形成共识

（1）目的：形成一份利益相关方达成共识的薪酬方案。

（2）任务：了解医院薪酬制度改革的利益相关方及其诉求，并进行沟通协调。

（3）实操：情景模拟。构建一个管理者与利益相关方互动的情景，模拟与利益相关方互动的全过程，包括提出问题、摆清事实、分析得失、横向对比、薪酬预测等。一方提出利益诉求及理由，另一方解释政策和耐心沟通，最终达成共识。还可以设计一些意外情况，考查学生的应变能力。

4. 填报材料

（1）研究改革方向（全部人员）

1）完成运营团队名单及分工表

职务	姓名
院长	
医务处处长	
人事处处长	
财务处处长	
医生代表	
护理部主任	

2）各类参与者的分工与职责（全部人员）

分工：

职责：

（2）医生薪酬方案（人事处处长）

医生薪酬方案

（3）相关方利益协调

1）后勤人员协调计划（人事处处长）

后勤人员协调计划

2）护理人员协调计划（人事处处长）

护理人员协调计划

五、实训说明

（一）实训组织形式

医院薪酬制度改革实训采用分组模拟、角色扮演的形式进行。教师扮演政府角色，发布改革背景，开展效果评价；学生分组各自模拟一家医院，组内学生分别扮演不同的管理角色，完成实训任务。角色选配可以根据人数而定，一个人可同时模拟多个角色。

（二）实训要求

所有成员均要积极投入实训，共同分析、讨论，无论是完成小组总体任务还是个人角色任务均应该互相沟通、协作。实训材料根据教师要求提交纸质或电子文档。

（三）实训考核

实训成绩考核由教师根据情况进行设计，成绩构成可以包括小组总体得分、个人角色得分、汇报得分等；可以采用教师评分和学生互评、自评等相结合的方式进行评分。

六、知识巩固

（一）政策知识要点

1.《国务院办公厅转发人事部关于在事业单位试行人员聘用制度意见的通知》（国办发〔2002〕35号）

2.《事业单位岗位设置管理试行办法》（国人部发〔2006〕70号）

3. 人事部、财政部、卫生部关于印发《卫生事业单位贯彻〈事业单位工作人员收入分配制度改革方案〉的实施意见》的通知（国人部发〔2006〕111号）

4.《中共中央 国务院关于分类推进事业单位改革的指导意见》（中发〔2011〕5号）

5.《国务院办公厅关于印发分类推进事业单位改革配套文件的通知》（国办发〔2011〕37号）

6.《国家卫生计生委国家中医药管理局关于印发加强医疗卫生行风建设"九不准"的通知》（国卫办发〔2013〕49号）

7.《关于印发医疗机构工作人员廉洁从业九项准则的通知》（国卫医发〔2021〕37号）

8.《关于深化公立医院薪酬制度改革的指导意见》（人社部发〔2021〕52号）

（二）理论知识要点

1. 岗位绩效工资

（1）岗位绩效工资的概念：岗位绩效工资由岗位工资、薪级工资、绩效工资和津贴补贴四部分组成，其中岗位工资和薪级工资为基本工资。基本工资执行国家统一的工资政策和标准。

（2）岗位工资：岗位工资主要体现工作人员所聘岗位的职责和要求。卫生事业单位岗位分为专业技术岗位、管理岗位和工勤技能岗位。专业技术岗位、管理岗位、工勤技能岗位分别设立相应等级。不同等级的岗位对应不同的工资标准。工作人员按所聘岗位执行相应的岗位工资标准。

（3）薪级工资：薪级工资主要体现工作人员的工作表现和资历。对专业技术人员、管理岗位人员、工勤技能人员设置相应薪级，每个薪级对应一个工资标准。对不同岗位规定不同的起点薪级。

（4）绩效工资：绩效工资主要体现工作人员的实绩和贡献，是收入分配中活的部分。卫生事业单位绩效工资分配以完成社会公益目标任务为前提，以综合绩效考核为依据，突出服务质量、数量，防止片面追求经济利益，并保障单位的可持续发展。绩效工资分配应强化岗位、突出业绩，注重向优秀人才及高科技含量、高风险和关键岗位倾斜，合理拉开差距；同时，妥善处理单位内部各部门之间、各类人员之间的分配关系,防止差距过大。坚决取缔科室承包、开单提成等违规行为。职工个人绩效工资要严格按照其工作质量、工作数量、职业道德等综合考核的结果发放,严禁与业务收入直接挂钩。

(5)津贴补贴:事业单位津贴补贴分为艰苦边远地区津贴和特殊岗位津贴补贴。艰苦边远地区津贴主要是根据自然地理环境、社会发展等方面的差异,对在艰苦边远地区工作生活的工作人员给予适当补偿。特殊岗位津贴主要体现对事业单位苦、脏、累、险及其他特殊岗位工作人员的政策倾斜。国家对特殊岗位津贴补贴实行统一管理。

2. 绩效管理

(1)绩效管理的概念:绩效管理是指组织及其管理者在组织的使命、核心价值观的指引下,为达成愿景和战略目标而进行的绩效计划、绩效监控、绩效评价以及绩效反馈的循环过程,其目的是确保组织成员的工作行为和工作结果与组织期望的目标保持一致,通过持续提升个人、部门以及组织的绩效水平,最终实现组织的战略目标。

(2)医院绩效管理对象:与医院组织结构和业务流程特点匹配,绩效管理对象包括医院绩效管理、科室绩效管理、主诊医疗组绩效管理、岗位绩效管理。

(3)医院绩效管理工具:目标管理、关键绩效指标、平衡计分卡、360°反馈评估、全面质量管理等是公立医院在医疗业务、教学、科研和管理等领域从效率、成本、质量、安全、技术、知识贡献、服务对象满意度等维度进行绩效管理时普遍应用的绩效管理工具。

(应争先　王亚东)

模块九　医院业务管理

一、实训目标

通过医院业务管理案例及实训,主要实现如下教学目标。

1. 知识方面　掌握医院管理专业领域的基本理论、基本方法、主要内容、关键环节,包括医院应急管理等相关政策,以及医院风险管理、院感管理、医疗业务流程管理等。通过实训理解所学知识的应用。

2. 能力方面　通过实训培养学生应急处置能力、组织能力、决策能力、沟通能力、协调能力等。

3. 思想政治方面　树立"人民至上、生命至上"的理念,筑牢医疗业务管理的质量安全底线,理解医学技术进步和人文内涵共同提升的重要性。

二、实训框架

医院管理包含医疗业务管理和医院运营管理。医疗是医院的中心工作,对医疗业务的管理是医院管理的核心内容。其中,医疗业务包含门诊业务、住院业务、医技科室业务、应急救治等,其中突发公共卫生事件应急救治最能体现医院业务综合管理能力。突发传染性疾病的到来,不仅对提升诊疗服务的能力与质量提出新的要求,也对医院管理运营、应急能力的构筑发起了新的挑战。医院管理总体框架图如图9-1所示。

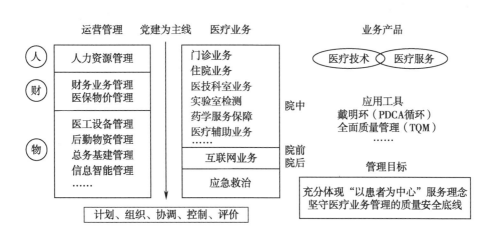

图 9-1　医院管理总体框架图

根据医疗服务要求,通过系统谋划、多方协调、科学配置、快速响应,培养应急救治、资源配置、分类分级管理理念,有序开展突发公共卫生事件预防与准备、监测与预警、应急处置与救援等应对活动,确保特殊情况下医疗服务和组织管理的有效性和有序性。医院应急管理实训模块总体设计思路如图9-2所示。

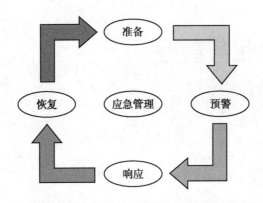

图9-2　医院应急管理实训模块总体设计思路图

本实训案例部分以 ZY 医院为例,分析一起突发公共卫生事件的应急救治。由于早期对该新发突发急性呼吸道传染性疾病的流行强度、传播途径、临床表现和预后等特点和规律都缺乏了解,加之疾病传播势头凶猛,早期重症、危重症患者比例和病死率较高等情况,给医院的疫情防控和医疗救治工作带来极大的挑战。本实训以 ZY 医院救治该新发传染性疾病患者为例,分析医院如何建立快速响应、有序保障和规范处置的应急管理体系。医疗救治是应急反应体系中的核心环节,第一时间的高效快速反应和高效组织直接关系到救治的成功率,要求快速反应、快速分流、快速救治。在日常准备中应强调应急队伍的能力建设和培训演练。

实训任务主要是围绕如何对突发公共卫生事件进行风险评估、响应等有效管理进行设计、思考和训练。医院应急救治管理实训模块的总体设计思路如表9-1所示。

表9-1　医院突发公共卫生事件应急管理总体框架

一级要素	二级要素	三级要素
突发公共卫生事件准备能力	组织保障	组织架构、团队配合、信息传递
	应急预案	预案的完整性、可操作性、维护与修订、有效性;培训与演练;效果评价
	人员管理	应急调配能力、员工健康管理、标准化培训、员工关怀
	技术支持	医疗保障、院感防控
	后勤保障	设备支持、物业保障、膳食保障、物流运输、信息支持、物资保障、资金保障
突发公共卫生事件预警能力	监测预警	信息监测、预警研判、报警方式及流程、预警信息发布
突发公共卫生事件响应能力	应急响应	应急反应、响应速度
	指挥协调	内部协调、外部协同、资源整合、社会动员、方策研判
	现场处置	处置措施
	救援能力	应急救治
	风险沟通	公开信息、舆论宣传、媒体沟通、社会援助
突发公共卫生事件恢复能力	总结评估	

三、实训案例

(一)案例背景

20×1 年 12 月底,H 省发现了一种以肺炎为主要表现的新发传染性疾病,到 20×2 年 1 月,新发患者数激增，呈局部暴发态势，并因临近春节，随春运人流向其他地方蔓延扩散，严重威胁人民群众的身体健康和生命安全，也给经济社会的发展和稳定带来严峻挑战。依据《中华人民共和国传染病防治法》《突发公共卫生事件应急条例》等相关法律法规规定，该新发传染性疾病被命名为 X 传染病，列入乙类传染病，按甲类传染病管理。

面对突发疫情，各级各类医院都充分体现出"人民至上、生命至上"和"救死扶伤"的责任担当，迅速转换工作模式和节奏，调整优化救治资源，及时展开了医疗救治工作。对于医疗救治工作来说，及早发现患者、有效收治患者、快速提高诊疗水平和降低病死率是极为重要的任务使命，有效组织队伍、支援帮扶有需要的地方也是医院应尽的责任。同时，积极开展临床科研攻关、严格防控医院内感染发生，以及加强医防协调合作、有效控制疾病的传播流行都是不容忽视的工作任务。

（二）案例内容

1. 基本情况　20×2 年 1 月中上旬，Z 省开始出现由 H 省输入的 X 传染病病例，1 月下旬起，疫情在本地开始蔓延，患者数量迅速增加，高峰时日增近 100 例患者。由于时处春运高峰，一些人员返回 Z 省后，在家乡所在地发病，出现了点状病例和小范围社区传播的聚集病例，一些老年人感染后成为重症、危重症病例，给 Z 省的 X 传染病患者的医疗救治工作带来严峻考验。

Z 省迅速确定了 ZY 医院为全省 X 传染病技术指导医院和全省重症患者集中收治医院。

2. 功能定位　ZY 医院是三级甲等综合性医院，是国家医学中心和区域医疗中心建设医院，在传染性疾病、肝胆胰疾病、血液系统疾病、呼吸系统疾病、心血管疾病等领域，以及器官移植、重症医学、人工肝、血液透析、生物治疗等技术方面有丰富的临床经验和优秀的技术应用成果。ZY 医院被确定为全省 X 传染病临床诊治技术指导中心，全省 X 传染病临床专家组挂靠医院和组长所在单位，全省 X 传染病重症、危重症患者集中收治医院。同时，依靠传染病诊治国家重点实验室研究力量和 P3 实验室等平台条件，承担 X 传染病临床科研攻关系列项目。

3. 面临困难　ZY 医院原有的传染病病房位于该市市中心的医院总部内一幢专用的住院楼，有 3 000 余平方米的医疗用房，具有符合传染病收治的"三区两通道"标准设置，建有负压病房，配备人工肝、体外人工膜肺（ECMO 装置）和生命监护系统等抢救设施设备。病房内外以及总院网络系统与全省各传染病定点医院联通，全院的骨干科室和技术力量均在总部。原有病房床位不足，加之医院总部位于市中心，传染病病房紧邻门急诊大楼，患者收治容量、重症抢救设施设备和隔离分区流线设置都难以满足患者短时快速增长的集中收治要求。

ZY 医院拥有一个新落成的院区位于该市西南部，距离医院总部 20 余千米，占地 150 余亩，按照三级甲等综合医院规模建设，可开放床位 1 000 张，于疫情发生前 2 个月开始试运行。疫情发生后，随着新发患者的不断出现和重症患者的增加，医院决定把新院区作为 X 传染病患者集中收治医院进行应急改造，提出首期 60 例、扩展 100 例重症患者收治的任务要求，并随疫情发展情况，满足收治轻症及重症病例 700~800 例的要求。但是，作为一个新院区，面对"参照甲类传染病管理"的收治要求，医院在实际工作中仍有不少困难。特别是在医疗业务管理方面需要全面谋划，集中研究解决以下主要问题：一是如何改造病房，以符合传染病隔离收治和院感管控要求；二是如何组建医疗救治队伍，融合相关学科力量（传染病科、重症医学、呼吸内科、人工肝和血液透析技术组、ECMO 技术组、肺移植技术组等），强化综合救治能力；三是如何加强应急状态下的医疗安全管理制度落实，研究制定技术规范和流程，完善新技术和药品耗材使用准入管理，同时兼顾医学伦理和患者隐私保护等，以确保医疗质量和患者安全。四是其他方面，如患者转运、出院随访、医疗废弃物处理、信息安全和宣传等。

4. 解决方案

工作目标：按照医疗救治工作要求，医院提出"三个零"的工作目标。一是集中全院精锐，全力抢救重症、危重症患者，确保患者"零死亡"；二是加强疑似患者和恢复期患者核酸检测，加强院内联防联控，确保感染者"零漏诊"；三是加强全院医护人员院感防护，确保医护人员"零感染"。

工作举措：基于甲类传染病收治管理要求和重症、危重症救治的医疗业务实施要求，明确以下主要工作举措。

（1）打造突发公共卫生事件准备能力

1）快速改造诊疗区域，强化符合规范标准。一是病区空间布局满足收治患者最大容量要求，确定楼层、病房数量、单床空间面积（考虑特殊抢救设备放置和隔离要求）；二是诊疗空间符合传染病隔离收治和院感管控要求，完善"三区"（污染区、半污染区、清洁区）划分和"两通道"（医务人员与患者通道）设置；三是相关空间满足所有医疗服务和管理要求，如医疗辅助用房、远程会诊（外围专家组会诊）用房、医务人员和工作人员封闭式隔离生活用房等；四是在空间分区基础上的流线设计确定。

2）科学组建医疗团队，强化提升综合救治能力。组建模块化救治团队。医院医疗管理部门以 X 传染病临床救治特点为问题导向，结合专业方向、临床能力、职称资历、个人意愿、身体素质五大方面进行综合评估，遴选进入隔离病区的一线医务人员，组建最优化的综合救治团队。并根据危重症患者的收治数量以及患者的基础疾病、并发症、病情进展等相关情况动态调整团队力量，特别是配全配齐普通和重症隔离病房的人员梯队。建立标准"3×N+X"临床救治保障梯队模式（"3"代表临床医生团队、医技辅助团队和临床护理团队，"N"代表批次，"X"代表专科、医技团队）；配精配强重症监护病房的人员梯队；有序替代轮换，保持救治团队的综合能力和每一位成员的最佳战斗力。同时，组建隔离区外多学科高级别专家团队，建立完善的多学科协作诊疗（MDT）机制，坚持每天 2 次 MDT 讨论，对每一位患者进行系统会诊讨论，精准施策。

3）完善医疗管理制度，强化制度的系统配套。医院组织修订和制定了系列管理制度，主要包括：X 传染病疫情期间医院防护用品管理，相关个人防护用品穿戴流程，院区间疑似 / 确诊患者转运及救护车终末消毒流程等感控管理制度；发热门诊管理、转科及院区间患者转运、疑似 / 确诊患者影像学检查流程、疑似 / 确诊患者病历管理等医疗管理制度；隔离病区管理、疑似 / 确诊患者动静脉穿刺管理、患者 ECMO 护理、患者机械通气护理等护理管理制度；特殊时期患者管理、员工管理等相关管理制度。

4）制定医疗应急预案，强化救治的有效性。医疗质量和安全管理的核心理念在于防患于未然。医院制定多项手术及操作预案，如表 9-2 所示，以及各类有创操作及手术流程，并在严格个人防护下反复开展应急演练。此外，还针对重症、危重症患者救治的复杂性和并发症的不可预见性，重点关注操作流程、院感防控、转运路线、患者护理等方面内容。

表 9-2　ZY 医院 X 传染病部分手术及操作流程制定情况

流程及预案	主制科室	协制科室
X 传染病疑似及确诊患者气管插管流程	麻醉科	重症医学科、院感部、护理部
X 传染病疑似及确诊患者气管切开流程	耳鼻咽喉科	重症医学科、院感部、护理部
X 传染病疑似及确诊患者 ECMO 流程	重症医学科	护理部、院感部
X 传染病疑似及确诊患者床边血透流程	肾脏病中心	护理部、院感部
X 传染病疑似及确诊患者床边内镜流程	呼吸内科、消化内科等相关专科	护理部、院感部
X 传染病疑似及确诊患者人工肝治疗流程	传染病科	重症医学科、院感部、护理部
X 传染病疑似及确诊患者介入流程	放射科、心内科、神经内科、血管外科等相关专科	医务部、院感部、护理部
X 传染病疑似及确诊患者手术流程	手术室、医务部	护理部、院感部

续表

流程及预案	主制科室	协制科室
X 传染病确诊患者恢复期血浆输注流程	输血科、医务部	护理部、院感部
X 传染病疑似以及确诊患者影像学检查流程（含 ECMO 患者）	放射科、超声医学科	重症医学科、护理部、院感部

5）做好医疗与防护物资保障，强化高效顺畅的调配。疫情初期阶段，所有物资均极为紧缺，尤其是个人防护物资和抢救设备的耗材。医院根据院区集中收治、多院区协同和上级定额调配的特点，建立医疗物资多渠道调配机制，科学预测所需数量，多方对接供应途径，完善应急调配流程。医务、护理、医工信息、后勤等相关职能科室与病区、相关科室和技术团队密切配合，重点做好个人防护等必要物资储备和供应、备用医疗设备每日检测和耗材存量核查等相关工作，确保紧缺物资的有效补充和高效顺畅调配，最大限度保证临床一线需求。

（2）确保突发公共卫生事件精准预警能力：构建了一套 X 传染病防控线上快速预检分诊系统，并投入发热门诊使用，实现了应用信息化系统对 X 传染病进行精确评估、快速预检、预警分流、动态监控的管理目标。设立了患者自我报告操作和管理员监控两大平台。患者自我报告操作平台内容依据 X 传染病诊疗方案及相关指南与共识制定，患者自我报告操作端口所纳入的评估内容精准地反映了 X 传染病患者的流行病学史和临床特征。系统根据患者自我评估结果，进行智能决策。有流行病学史中的任何一条接触史，且伴有发热及呼吸道症状中的任意条目，系统会自动预警提醒患者分流入发热门诊 B 区（疑似区域）候诊；无明确流行病学接触史，仅有发热或呼吸道症状的患者被系统提醒分流入发热门诊 A 区（普通区域）。发热门诊线上快速预检分诊系统能准确做到早期识别 X 传染病高风险患者，确保对疑似感染患者提前预警分流，缩短暴露时间；同时能有效缩短发热门诊候诊时间，降低院内交叉感染的风险，提高患者就诊满意度。

（3）提升突发公共卫生事件响应能力

1）建立科学的管理架构和救治团队。建立由医院党委书记和院长挂帅的医院 X 传染病防控领导小组，全面领导医院疫情防控、医疗救治和医疗支援等工作。建立相关医疗业务管理小组，统筹管理医疗相关工作；建立医院 X 传染病防治专家组，指导临床专业救治；同时建立 MDT 会诊专家组，每日会诊研判救治情况；建立病区医疗组，负责具体医疗救治工作。

2）宣传动员。在院党委的领导下，注重党建引领并贯穿于医院防治全过程。全院、全员动员，形成共识和工作合力，号召党员干部和业务骨干冲锋在前。同时加大向社会面宣传：一方面弘扬白衣天使"救死扶伤、大爱无疆、勇敢逆行"的奉献精神，形成良好的工作氛围；另一方面宣传科学防疫知识，提高民众对疾病的认知水平，使其了解医院防疫措施，减少盲目恐慌情绪，引导民众正确就医。

3）检查落实。明确职能科室的职责和专人负责制，医务部门落实医疗业务管理、院感管理部门全面抓好院感管控工作、护理部门全力调配好精干的护理团队等，对所有工作措施和制度落实情况进行评估督导。组织管理专家和临床专家对医疗业务开展情况和最终结果进行评价分析，及时总结一线的救治经验，有效汇聚不同专业的临床经验，提高诊治成功率。

5. 实施效果

（1）患者救治方面：自疫情开始到恢复到"乙类乙管"期间，自收治第 1 例重症患者到重症患者全部恢复出院，医院共收治 X 传染病患者 105 例，其中危重型患者 34 例（占 32%）、重型患者 45 例（占 43%），普通型患者 26 例（占 25%）。在所有收治的重症、危重症患者中，80 岁以上患者 8 例（最大年龄 96 岁），无一例死亡。发热门诊累计接诊 8 331 例，无一例漏诊。具体质量评价指标详见表 9-3。

表 9-3　定点收治 X 传染病患者的部分医疗质量评价指标

患者分型	例数	其中转诊例数	CMI	次均费用/元	次均药费/元	药占比/%	材料费用/元	材料占比/%	平均住院日/天
普通型	26	15	0.416 9	34 613.30	4 483.31	12.95	346.21	1.00	14.58
重型	45	32	0.538 2	56 993.84	19 021.88	33.38	787.29	1.38	18.20
危重型	34	29	2.632 9	217 389.83	80 431.33	37.00	32 784.93	15.08	19.65
合计	105	76	1.178 9	102 421.48	34 973.73	34.15	11 039.21	10.78	17.61

（2）院感管控方面：在隔离病区内，300 余工作人员常态排班，全封闭隔离管理；常规备有应急急救小组，可随时在防护状态下进入隔离病区参与救治工作。由于分区流线设置到位、教育培训到位、防护措施到位和监督管理到位，没有发生一例医院内感染。

（3）精神文化方面：经历这场抗疫之战，全院职工深刻感悟到"生命至上、举国同心、舍生忘死、尊重科学、命运与共"的伟大抗疫精神，形成推动医院高质量发展的高度共识和强劲动力，促进了远程医疗的广泛应用，有关做法和经验被多家医院借鉴。

四、实训任务

医院有效开展医疗救治工作是突发公共卫生事件处置中的重要内容。而应急救治处置能力不仅直接影响到医疗救治效果，也反映医院的整体业务管理能力。加强医院应急体系的建设和管理具有十分重要的意义。

作为医院管理团队，要思考如何加强组织保障的有效管理，提高应急救援的时效性，接下来需要团队讨论完成应急管理组织架构搭建及分工内容，来保障应急管理任务完成。经小组讨论后完成表 9-4 的填写。

表 9-4　应急管理分组名单及分工职责

分组	小组职责	工作任务
领导小组		
医疗救援组		
院感防控组		
后勤保障组		
宣传联络组		
……		

本实训列出了一些可能会发生在医院的潜在灾害事件清单，其中包括突发公共卫生事件、技术事件、人为事件和自然灾害事件等。请对不同事件进行评估，评估项目包括：事件发生的可能性、事件发生的危害性、事件发生的准备情况。

对上述三项评估项目实行量化评分，评分标准按严重程度由高至低按数字顺序显示，具体标准如下。

1. 事件发生的可能性：3 分—2 分—1 分—0 分。

2. 事件发生的危害性：3 分—2 分—1 分—0 分。

3. 对事件的准备情况：3 分—2 分—1 分—0 分。

将以上项目的得分相加计算总分，按由高至低顺序排列，该结果显示了医院最应重视、最应集中资源进行应急处理的一系列事件，如表9-5所示。

表9-5　医院突发事件风险评估表

应急事件类别	可能性				危害性					准备情况			总分
	高	中	低	无	威胁生命	威胁健康/安全	混乱程度高	混乱程度一般	混乱程度低	差	一般	好	
分值	3	2	1	0	3	2	3	2	1	3	2	1	
医疗纠纷（事故）													
停电事件													
洪涝灾害													
火灾													
核事故与辐射事故													
医用气体故障													
信息网络突发事件													
药品安全危害事件													
公共卫生事件													
食品安全事件													
社会类安全事件													
电梯意外事件													
停水事件													

五、实训说明

（一）实训组织形式

医院业务管理——应急救治实训采用分组模拟、角色扮演的形式进行。教师扮演政府角色，发布任务，进行评分；学生分组各自模拟一家医院的突发公共卫生事件的应急救治，组内学生分别扮演不同的角色。角色选配时可以根据人数而定，一个人可同时模拟多个角色。

（二）实训要求

所有成员均要积极投入实训，根据所查阅资料共同分析、讨论，无论是完成小组总体任务还是个人角色任务均应该互相沟通、协作。实训材料根据教师要求提交书面或电子文档。

（三）实训考核

实训成绩考核由教师根据情况进行设计，成绩构成可以包括小组总体得分、个人角色得分、汇报得分等；可以采用教师评分和学生互评、自评等相结合的方式进行评分。

六、知 识 巩 固

（一）政策知识要点

1.《中华人民共和国传染病防治法》

2.《突发公共卫生事件应急条例》

3.《国家突发公共卫生事件应急预案》

4.《医疗技术临床应用管理办法》

5.《医疗质量管理办法》

6.《医院感染管理办法》

（二）理论知识要点

1. 医院应急管理　医院应急管理是指医疗机构在突发事件的事前预防、事发应对、事中处置和善后恢复过程中，通过建立必要的应对机制，采取一系列必要措施，应用科学、技术、规划与管理等手段，加强医疗救治、保障公众生命健康和财产安全、促进社会和谐健康发展的有关活动。

2. 应急预案　应急预案是指根据发生和可能发生的突发事件，事先研究制定的应对计划和方案。应急预案包括各级总体预案、专项预案和部门预案，以及基层单位的预案和大型活动的单项预案。

3. 突发公共卫生事件　突发公共卫生事件是指已经发生或者可能发生的、对公众健康造成或者可能造成重大损失的传染病疫情和不明原因的群体性疫病，还包括重大食物中毒和职业中毒，以及其他危害公共健康的突发公共事件。

4. 紧急医学救援　紧急医学救援是指在接到救援指令后要及时赶赴现场，并根据现场情况全力开展卫生救援工作。要迅速将伤员转送出危险区，本着"先救命后治伤、先救重后救轻"的原则开展工作，按照国际统一的标准对伤病员进行检伤分类。

5. 医疗救治核心系统　医疗救治核心系统建设内容包括建立应急分类分级响应系统、应急呼叫程序、应急救治的各类各级应急预案，加强应急队伍建设以及应急救治中的医院感染控制和心理干预等。

6. 医院感染控制　应急救治中的医院感染控制在应急救治中尤为重要。对传染病类、核化类突发事件的救治，要做好院内消毒隔离和个人防护。做好急救与急救后的洗消，做好伤员救治中的医院感染控制。

7. 应急队伍建设　应急队伍建设分组分区包括验伤分诊组、抢救组、保障服务组、院感控制组。加强医院应急队伍的培训，重点加强专业技能、应急预案和处置流程的培训。

8. 制定医院风险评估程序　界定不同风险级别的项目并做出控制风险的指引。在发生突发公共卫生事件、灾难性事件和技术事故等紧急事件时，医院能高效、有序地采取应急行动并使损失降至最低水平。

9. 多学科协作，个性化治疗　组织多学科团队协同诊治，发挥各学科专家的领域优势，为每例重型患者制订科学的、系统的、个性化的治疗方案，做到因人施策、精准施策。

（马伟杭　魏国庆）

模块十　医院运营管理

一、实 训 目 标

通过医院运营管理案例及实训,主要实现如下教学目标。

1. 知识方面　理解并掌握医院高质量发展要求、医院运营管理、医院人财物的规划配置管理、医院预算管理等相关政策及知识要点。

2. 能力方面　培养和提升学生全面思考能力、管理决策能力、实践操作能力、组织沟通能力、分工协作能力、分析和解决问题能力、理论知识的理解与运用能力、政策解读能力、谈判能力、归纳总结能力、语言表达能力等综合能力。

3. 思想政治方面　提升医院运营管理思维,提升学生卫生管理的责任感和担当意识,提升创新思维,培养团结协作意识,培养整体观、大局观、发展观,培养科技自强精神等。

二、实 训 框 架

公立医院运营管理是以全面预算管理和业务流程管理为核心,以全成本管理和绩效管理为工具,对医院内部运营各环节的设计、计划、组织、实施、控制和评价等管理活动的总称,是对医院人、财、物、技术等核心资源进行科学配置、精细管理和有效使用的一系列管理手段和方法。医院运营管理总体框架如图 10-1 所示。

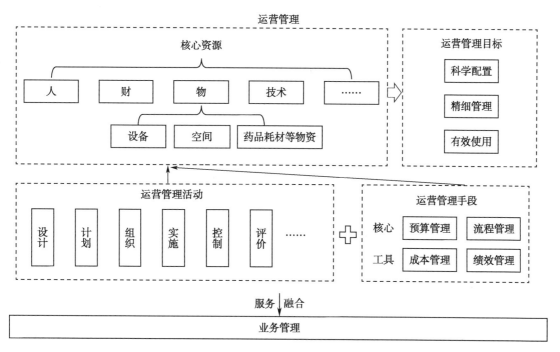

图 10-1　医院运营管理总体框架图

本实训案例以运营管理中资源科学配置为重点,以 H 医院为例,进行资源配置协调机制的顶层设计;并以该医院放射科设备购置为"麻雀"进行细致解剖,进行以预算管理为主要抓手的购置流程设计。从顶层设计到组织实施层层细化,保障资源配置的科学性及部门协同性。

实训任务依据上述资源配置案例基本思路,采用角色扮演进行设备购置论证会的设计和训练,并引申思考科学配置后如何加强设备精细化管理和提高有效使用率。医院运营管理实训模块总体设计思路如图 10-2 所示。

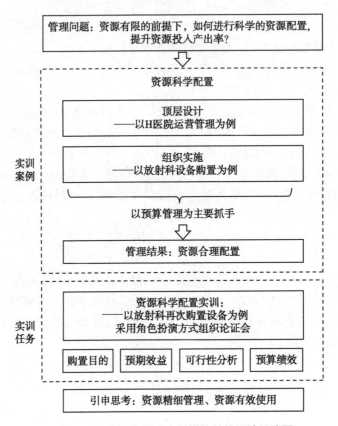

图10-2　医院运营管理实训模块总体设计思路图

三、实 训 案 例

(一)案例背景

1. 医院运营管理现状　随着公立医院高质量发展的要求,以及医保支付方式改革及取消药品耗材加成等综合改革的深入,公立医院运营管理提到前所未有的高度。但是公立医院在运营管理方面出现种种问题。在理念上,普遍存在重业务管理轻运营管理,重资源获取轻资源优化、重资产规模轻资源效率等问题;在机构管理上,存在有分工无整合、有制度缺落地、有部门无统筹、运营管理组织构架未能建立,或医院运营管理部门与业务部门融合差,未形成合力等问题;在人员上,存在跨学科复合型运营管理人才缺乏、部分医院总会计师制度尚未建立等问题;在信息建设上,存在信息孤岛、信息整合难、数据挖掘难,难以支撑科学决策等问题。

2. M 省公立医院运营发展现状　H 医院所在 M 省共有公立医院 337 家,院均资产逐年增长,20×3 年院均资产达到 38 135 万元,院均服务量、收入和院均支出均呈逐年上涨趋势,如

表 10-1 所示。若不含财政补助收入的情况下，M 省一半以上的医院面临亏损，医院资产管理和资金管理压力大，亟需加强运营管理。H 医院也面临同样压力。

表 10-1　近三年 M 省公立医院运营发展情况表

运营发展情况	20×1 年	20×2 年	20×3 年
公立医院机构数 / 个	349	341	337
院均资产 / 万元	31 254	35 173	38 135
院均收入 / 万元	21 453	24 183	27 552
院均支出 / 万元	20 968	23 547	26 272
院均门急诊人次 / 万人次	129	131	135
院均住院量 / 万人次	2.78	2.90	3.15

（二）案例内容

1. 基本情况　H 医院始建于 1962 年，是一所集医疗、教学、科研、预防和保健为一体的三级甲等综合医院，为基本医疗保险 A 类定点医疗机构。医院在发展过程中，院址由一个仅为 9 万平方米的独立院区，发展成为 25 万平方米的两个院区。医院现有职工 3 400 人，开放床位 1 800 张，年门诊量 260 万人次，年住院患者 7.5 万人次。

2. 战略定位　H 医院坚持以患者为中心，以学科建设与人才技术为核心，秉承人才建院、技术兴院、管理强院的原则，力争以高质量发展为契机，将医院创建成为区域医疗中心、国内一流综合医院。为了更好地实现医院战略目标，H 医院当年以提高医疗服务质量、提升患者满意度、改善患者平均等候时间、提高医院精细化管理水平为管理目标，制订了年度工作计划和改善策略。

3. 运营管理困境　H 医院现有临床、医技科室 50 个，内科专业特色突出，综合学科优势明显。医院为扩大发展优势，由单院区发展为两个院区，但规模扩张后，运营效益并未向好，固定资产使用效率不高。各业务科室认为学科发展的瓶颈主要是投入不足，因此各科室对高精尖设备争抢加剧，进而导致医院整体固定资产占比较高，维修维护成本也逐年增高。

以放射科为例：医院扩建后，临床科室门诊量持续增加，放射科的开单检查量大幅增长。虽然服务量激增，但是放射科各类设备配置没有同步跟上，导致患者检查的预约周期随之不断延长，CT 平均等候时间增长到 2.5 天，MRI 增长到 6 天，如表 10-2 所示。患者对于放射科等候时间太长的投诉越来越多。因此如何优化资源配置、提高服务能力、改善患者等候时间是当前放射科亟待解决的问题。

表 10-2　H 医院放射科服务量和患者等候时间基本情况表

检查类型	门诊人次增长率 /%	住院人次增长率 /%	患者平均等候时间 / 天
CT	14	18	2.5
MRI	13	12	6

放射科为提升服务能力，向医院采购部门提出了增加 CT 设备的申请，采购部门就此提出申请报告，提请各部门反馈意见如下。

（1）放射科：设备不足是影响科室服务能力提升的主要原因。购置新的数字化设备，能减少人工处理时间，提高效率，且符合医院学科发展方向，预计能产生较好的社会效益和经济效益，认为购置该设备很有必要。

（2）医务处：该新设备的购置可以推动医院新技术的应用，符合医疗技术和服务的标准、规范，有助于提高医疗服务质量安全和防控医疗服务风险，技术专家团队已经对设备的先进性和可靠性进行了评估，认为应该购置。

（3）后勤管理部门：后勤管理部门在论证前对放射科进行实地考察，认为该设备使用需要独立空间，目前放射科已经没有足够的空间条件，建议先确定使用地点，否则无法实现预期医疗服务效果。

（4）门诊部：房屋的改造会影响科室患者的动线，从有序保障门诊医疗服务的角度，建议如果使用新设备，应科学设计患者动线。

（5）物价部门：应对该设备医疗服务预计收费价格和成本进行卫生经济学测算，同时，应就该设备应用于哪些医疗服务项目作进一步的价格评估。

（6）资产管理部门：放射设备对安全防护要求较高，应先确定安装条件，符合安全防护等级要求，优先保障医用设备质量安全。

（7）采购部门：该数字化设备应进行公开招标，放射科应按照公开招标采购周期合理做好采购计划，给设备采购预留足够时间。

（8）财务部门：因医院资金紧张，前期放射科未申报预算，目前无法购置。同时，要对该设备的投资回收进行经济学评估，重大投资应按轻重缓急排序，优化资源配置。

由于H医院运营管理缺乏顶层设计，尚未建立完善的运营管理制度和组织管理体系，各部门从各自立场和利益出发，难以形成统一意见，部门之间无法有效协同、形成合力，导致管理效率低，资源配置流程不畅，出现设备购置工作停滞等系列问题。

4. 解决方案 H医院根据《关于加强公立医院运营管理的指导意见》（国卫财务发〔2020〕27号）要求，进行了运营管理改革。为做好顶层设计，H医院从设立组织机构、理顺运营机制和加强制度保障三方面进行有效探索（图10-3）。一是负责建立完善医院运营管理组织框架体系，通过医院运营管理委员会加强顶层设计和部门联动，建立业务部门与管理部门的协同论证机制，使各科室形成合力，与医院战略有效衔接；二是建立运营管理机制，制定医院运营管理年度工作目标，建立科学决策机制，规范决策程序，防范风险，提升医院运营管理效率；三是建立各项规章制度，为高效运营管理搭建制度保障。

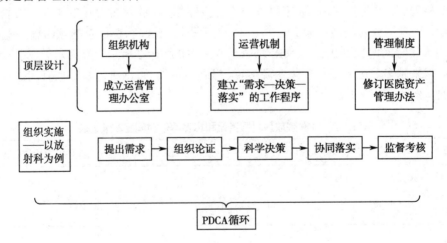

图10-3 H医院资源配置管理思路图

5. 具体举措

（1）顶层设计

1）医院运营管理委员会下设运营管理办公室，加强组织保障。运营管理办公室由院长直接负责，总会计师指导开展具体工作。运营管理办公室主要负责如下具体工作：研究起草运营管理工作制度、计划、分析评价报告等；提出完善运营管理流程、优化资源配置等意见建议；组织协调各项运营管理措施任务有效落实；对学科发展的新技术进行经济学评价，提供医疗业务空间和床位规划及调整的评估建议，提供科室设备耗材购置评估建议；组织开展运营效果分析评价，撰写运营效果分析报告等。

2）建立"需求—决策—落实"的工作程序，理顺运营机制。医院内部按照"科学决策、分工负责、协同落实、分析评价、沟通反馈"的原则，根据需求自下而上、协同落实自上而下的工作思路，形成目标明确、需求导向、科学决策、部门分工、责任分解、层层落实的机制，确保工作目标及计划的落实。H医院运营管理主要相关部门职责见表10-3。

表10-3 H医院运营管理主要相关部门名称及职责

部门名称	职责
运营管理办公室	研究起草运营管理工作制度、计划、分析评价报告等；提出完善运营管理流程、优化资源配置等意见建议；组织协调各项运营管理措施任务有效落实等。
医务处	负责医院医疗管理工作；组织落实医疗技术和服务的标准、规范，负责医疗评审，医疗质量安全和医疗风险管理；负责建立防范医疗事故、医疗差错的管理措施，并组织落实；负责医联体日常协调管理工作等。
门诊部	负责门诊医疗服务组织与管理工作；负责制定门诊工作规章制度并监督落实；负责门诊预约诊疗的整体工作及质量控制工作；负责专家门诊日常管理工作；负责门诊服务中心管理工作等。
财务处	负责建立、完善医院财务管理及内部控制管理制度；负责医院预算、预算绩效、决算、收入、费用和支出、资金使用管理及日常财务会计报表的编制工作；负责医院资金运行情况及结果的经济分析工作等。
后勤管理部门	负责医院水、电、气、暖、中央空调、通信、电梯等设备设施的运行、维护、维修、更换工作；负责医院环境绿化工作；负责医院环境卫生和生活垃圾清运工作等。
审计处	负责制定内部审计机构规章制度；负责对相关部门内部控制制度的建立健全及运行情况进行监督；负责医院有关经济活动的监督、审计工作等。
资产管理部门	负责制定医院医疗器械管理制度并监督实施；负责医院医用设备发展规划和年度计划的制定；负责医用设备的购置验收、质控、维修、维护、档案、应用分析和处置等全过程管理；负责对临床科室医用设备使用进行培训、管理、考核及评价等。
采购部门	为保证医院运转，制定除药品以外所有医用设备及各类物资需求及采购规划并按相关规定组织实施；负责医用耗材的供应；负责医院日常消耗品、生活物资的采购工作等。

3）修订医院资产管理办法，完善制度体系。固定资产作为医院的核心资源，其管理的精细化是医院管理的重点。该医院根据管理需求修订固定资产管理办法，完善固定资产管理要点。梳理固定资产投资论证立项、固定资产配置管理、预算管理、采购管理、资产使用评价、资产处置、绩效评价等各环节的工作要点，以医院资源配置为导向，根据业务需求补充和修订了固定资产对内和对外投资论证审批、固定资产效益评估等内容，完善固定资产管理制度体系，完善固定资产管理职责。建立固定资产管理组织体系，确定了医院固定资产投资的组织机构，职责权限，决策机制、分析评价权责，为医院科学进行资源配置、充分发挥固定资产使用效益提供制度保障。

（2）组织实施：以放射科购置为例，H医院建立了设备购置工作程序，按照程序完成购置工作。具体购置工作程序见图10-4。

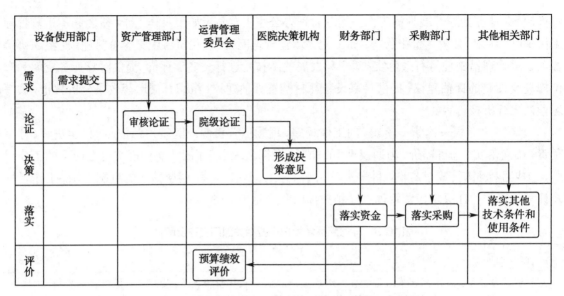

图10-4　H医院设备购置工作程序

1）建立固定资产投资可行性评价流程，健全资源配置管理。H医院放射科按照医院固定资产投资评价流程，一是由科室提交设备需求，包括设备投资类型（首次配置、新增、更新），设备分类（国产设备或进口设备）；设备用于提供的医疗服务项目，预计服务范围与工作量等；二是由医疗活动管理部门进行工作量和服务能力评价，对投资项目的社会效益进行评价；三是由资产管理部门进行该科室存量设备情况和存量设备维修费率评价；四是由相关职能部门对该投资项目是否具备可实施条件进行评估；五是运营管理办公室组织对以上经济学评价、社会效益评价、是否具备实施条件等进行综合评估，提交设备委员会进行设备投资综合评分，并将评估结论和建议报医院决策机构决策，通过的设备投资项目纳入医院固定资产投资备选项目库并排序，作为年度预算安排的备选。经医院主管部门配置评审后，正式纳入医院固定资产投资项目库。

2）建立项目库，规范协同论证程序（图10-5）。项目库是预算绩效管理的基础，也是对项目预算进行规范化、程序化和动态化管理的重要手段。运营管理办公室就放射科申请新的数字化设备投资项目，组织医务处、资产管理部门、门诊部、物价部门、采购部门等共同进行论证和评估。各部门根据放射科的需求，现场评估了场地、安全防护、患者就医流程、各项检查工作量等，对原设备的安装方案进行改进。经新一轮的论证，该项目作为放射科的重点项目，纳入医院固定资产投资备选项目库。

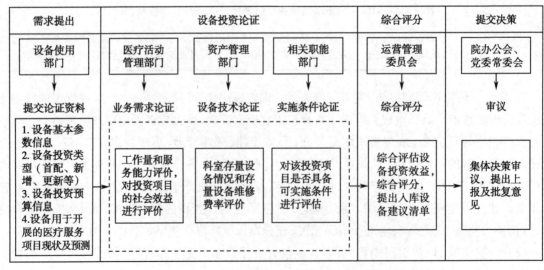

图10-5　H医院投资设备协同论证流程图

3）以预算为抓手，合理配置资源。医院制定预算管理制度，财务处负责预算管理工作的实施。财务处对各科室通过配置评审纳入固定资产投资项目库的项目进行梳理，由医院发展规划部门、学科建设部门、运营管理部门等根据医院规划、学科发展需要、现有条件和服务能力，对入库项目按轻重缓急重要程度进行排序。财务处按照量入为出、收支平衡的原则，确定当年的支出总计划，将有限的资金按上述排序进行预算安排。该设备的购置由于对提升医院整体效率、提升患者满意度有重大意义，因此列入重点项目进行管理。

4）建立科学决策机制，严格执行决策程序。根据《H 医院"三重一大"决策制度的实施办法》"三重一大"决策制度即重大事项决策、重要干部任免、重要项目安排、大额资金的使用，必须经集体讨论做出决定的制度），本次购置投资属于重大决策事项，在充分征求各相关科室意见，运营管理委员会组织专题论证后，按照项目库排序将放射科数字化设备购置项目纳入预算，经主管领导同意，作为"三重一大"事项提请党委常委会审议。

医院党委常委会决策同意，批复该项目预算资金并明确分工职责：由资产管理部门主管院领导责成相关部门指导、督促落实；采购部门、门诊部、后勤管理部门、放射科等相关部门严格执行决策。审计处、纪检监察处对该投资事项进行督查。

5）严格执行采购程序。H 医院采购部门按照医院的决策，组织实施采购工作。该设备属于政府采购范围。采购部门按照政府采购要求，确定采购方式为公开招标。医院按照公开招标的程序，综合对比设备质量因素、服务维保、耗材使用、成本效益、信息安全等方面，安排公开招标，通过评分排序确定采购一台国产数字化设备，并报党委常委会审议通过。医院在招标结果公示无异议后，与供应商签订设备购置合同。财务处按照合同约定支付设备款项。由设备使用部门和设备管理部门共同完成设备安装和验收。

6）开展预算绩效评价。放射科的数字化设备在各相关部门的协同努力下投入使用，缩短了患者等候时间，提升了放射科的服务水平，取得较好的社会效益。医院运营管理办公室组织相关部门对该设备使用效率、实际服务量和服务效率进行绩效目标是否达成考核，对设备技术风险进行了统计和评估，对设备开展医疗服务项目效益进行评价。同时，对该设备的维修、保养等情况进行调研。经评价小组实地综合评估，对放射科该数字化设备项目总体评分较好，达到预期使用效益（表 10-4）。

表 10-4 设备预算绩效表（表样）

设备名称	CT		项目类型	专用设备购置	
负责人	放射科科室主任		项目期	20×3 年	
申请金额	2 000 万元				
绩效指标	一级指标	二级指标	三级指标	目标值	完成值	备注
	产出指标	数量指标	设备患者服务量	6 000 人次	6 320 人次	
		质量指标	医疗服务项目检测准确率	准确率 >70%	84.5%	
		时效指标	按期及时投入使用	20×3 年 10 月投入使用	9 月投入使用	
	效益指标	经济效益指标	亏损金额	小于 1 000 元/天	600 元/天	
		社会效益指标	缩短患者等候时间	1.5 天	1 天	
	满意度指标	服务对象满意度指标	使用医生的满意度	高于 90%	92.5%	

H医院根据《关于加强公立医院运营管理的指导意见》（国卫财务发〔2020〕27号）要求，以设备配置为切入点，通过设计、计划、组织、实施、控制和评价等一系列的管理活动，实现了医院运营全过程管理。

6. 取得成效　经过对资源配置机制的改革和优化，H医院规范了科学的资源配置流程，规范了资源配置制度，发挥了重大事项的科学决策作用，提升了资源配置效率和效益，使得医院资源配置与医院发展目标有效衔接。建立以预算为抓手的资源配置和经费管控机制，开展预算绩效评价，对资金使用效益和设备投资效益进行追踪，改善流程与机制，促进医院发展目标的实现和效益的提升。

以放射科为例，该数字化设备投资提升了科室医疗服务水平，促进人员技术进步；改善了患者等候时间，CT等候时间平均缩短1.5天，患者满意度提升。新设备投入后服务量增长23%，科室收入增长29%，快于成本12%的增速，总体运行状况良好。详见表10-5和表10-6。

表10-5　放射科设备补充后患者等候时间变化表　　　　　　　单位：天

设备名称	补充设备前	补充设备后
CT	2.5	1

表10-6　放射科新设备投入运行后情况变化　　　　　　　单位：%

指标	服务量	科室收入	科室成本
同期对比增速	23	29	12

四、实 训 任 务

H医院设备科分析患者等候时间，拟再采购一台国产MRI设备。按照《大型医用设备配置与使用管理办法（试行）》（国卫规划发〔2018〕12号），MRI属于乙类管理目录的医用设备，在向M省卫生健康委员会提出申请前，请分组讨论，共同完成院级设备配置论证工作：①完成运营团队的分工、岗位职责的描述；②准备设备采购需求论证资料；③设计并完成医院设备采购投资论证会。

（一）组织管理

小组共同参与组织管理，组建放射科设备购置运营团队并进行分工，填写运营团队名单及分工表（表10-7）。

表10-7　放射科设备购置运营小组名单及分工表（表样）

岗位名称	姓名	分工说明

（二）准备设备投资论证会资料

1. 设备投资采购计划书　请小组查阅资料，共同讨论完成 MRI 设备采购需求论证表的填写（表 10-8）。

表 10-8　放射科 MRI 设备采购需求论证表（表样）

设备采购需求论证表
设备名称：
设备型号：
设备市场价格：
购置目的：
背景及需求分析：
预计服务量及使用效率：
预期社会效益：
预期经济效益：
可行性分析：
质量和安全性分析：
先进性和替代性分析：
若采购后为提升精细化管理和有效使用拟采用做法：
招标供应商资质要求：
市场同类产品不同厂商对比分析（至少三家）：

2. 设备预算绩效表　请小组查阅资料，共同讨论，根据采购计划书，完成 MRI 设备预算绩效表的填写（表 10-9）。

表10-9　设备预算绩效表（表样）

设备名称			项目类型	
负责人			项目期	
申请金额				
	一级指标	二级指标	三级指标	目标值	备注

绩效指标	产出指标	数量指标			
		质量指标			
		时效指标			
	效益指标	经济效益指标			
		社会效益指标			
	满意度指标	服务对象满意度指标			

（三）设计并完成医院设备采购投资论证会

1. 设计设备采购投资论证会流程　小组采用角色模拟的方式，模拟参加设备投资论证会的各部门，完成设备采购投资论证会全流程的模拟，并填写流程表（表10-10）。

表10-10　设备采购投资论证会流程表（表样）

时间	事项	任务

2. 形成设备采购投资论证各部门意见　小组采用角色模拟方式，在完成设备采购论证会的基础上，形成购置意见，并填写签署购置意见表（表10-11）。

表10-11　设备采购投资论证会意见表（表样）

设备名称	
部门名称：_____ 部门意见： 签章：　　年　月　日	
部门名称：_____ 部门意见： 签章：　　年　月　日	
部门名称：_____ 部门意见： 签章：　　年　月　日	

续表

| 部门名称：_____ |
| 部门意见： |
| 签章：　　　年　月　日 |
| 部门名称：_____ |
| 部门意见： |
| 签章：　　　年　月　日 |
| 院领导审批意见： |
| 签章：　　　年　月　日 |

五、实 训 说 明

（一）实训组织形式

医院运营管理实训采用分组模拟、角色扮演的形式进行。各组模拟设备科申请购置设备过程。

（二）实训目的

在学习 H 医院完善资源配置案例的基础上，实训部分再次进行模拟训练，引导学生掌握医院运营管理的基本思路和方法，建立整体观、发展观，培养思辨能力和解决问题能力。

（三）实训要求

要积极投入实训，共同分析、讨论，无论是完成小组总体任务还是个人角色任务均应该互相沟通、协作。实训材料根据教师要求提交书面或电子文档。

（四）实训考核

实训成绩考核由教师根据情况进行设计，成绩构成可以包括小组总体得分、个人角色得分、汇报得分等；可以采用教师评分和学生互评、自评等相结合的方式进行评分。

六、知 识 巩 固

（一）政策知识要点

1.《国务院办公厅关于推动公立医院高质量发展的意见》（国办发〔2021〕18 号）

2.《关于加强公立医院运营管理的指导意见》（国卫财务发〔2020〕27 号）

3.《关于印发公立医院全面预算管理制度实施办法的通知》（国卫财务发〔2020〕30 号）

4.《中共中央 国务院关于全面实施预算绩效管理的意见》（中发〔2018〕34 号）

5.《关于印发公立医院内部控制管理办法的通知》（国卫财务发〔2020〕31 号）

6.《大型医用设备配置与使用管理办法（试行）》（国卫规划发〔2018〕12 号）

（二）理论知识要点

1. 医院全面预算管理

（1）全面预算管理的概念：全面预算管理是指在明确战略发展目标的前提下，将医院的业务、资金、人才、信息等各种财务及非财务资源进行分配、考核、控制的过程,以便有效地组织和开展医疗服务活动,完成既定工作目标的管理工具。

(2)全面预算管理体系:全面预算管理体系包括业务预算、财务预算和专门决策预算等。业务预算包括收入预算、服务量预算、直接材料预算、药品预算、直接人工预算、服务费用预算、成本预算、管理费用预算等;财务预算包括现金流预算、预计资产负债、预计收入支出等;专门决策预算包括投资决策预算、经营决策预算等。

(3)全面预算管理环节:全面预算管理包括预算编制、审批、执行与控制、调整、决算、分析与考核等多个环节。医疗卫生机构要实行全面预算管理,应建立健全预算管理制度,包括预算编制、审批、执行、调整、决算、分析和考核等制度。

(4)全面预算管理的作用:全面预算管理是一种全方位、全过程和全员的整合性管理系统,也是一套系统、精细的管理机制,具有全面控制和约束力。全面预算管理具有如下功能。

1)计划功能:通过全面预算管理,使医院的目标及政策数量化、系统化,促使合理、合法地组织收入,科学合理地安排支出,及时预测可能发生的变动趋势,把困难和问题尽可能事先加以考虑,防患于未然,对资源配置预先做出规划,避免关键环节资源短缺而影响整体运营效果。

2)控制功能:全面预算管理使医院既定的发展目标在实际工作中得到贯彻执行,具有全面控制的能力。在全面预算执行过程中,一方面,管理人员要密切注意经济运行过程是否偏离目标,偏离程度是否在允许的范围内,如超过允许范围,就要采用措施加以整改,做到事中控制;另一方面,管理人员要从反馈的信息中了解预算与实际执行结果之间的差异原因,根据问题所在,对症下药。

3)协调功能:可使医院内部各责任部门不仅考虑本部门的工作目标,还考虑与其他各责任部门及医疗卫生机构之间的关系,促使各责任部门相互协调与沟通,提高工作效率。

4)激励功能:通过建立健全预算指标的责任制度,明确考核和激励指标,并与部门或个人的工作业绩考核挂钩,有利于完善医院的内部约束和激励机制。

(5)预算绩效管理:《中共中央 国务院关于全面实施预算绩效管理的意见》中指出要建立全过程预算绩效管理链条,包括如下内容。

1)建立绩效评估机制。各部门各单位要结合预算评审、项目审批等,对新出台重大政策、项目开展事前绩效评估,重点论证立项必要性、投入经济性、绩效目标合理性、实施方案可行性、筹资合规性等,投资主管部门要加强基建投资绩效评估,评估结果作为申请预算的必备要件。各级财政部门要加强新增重大政策和项目预算审核,必要时可以组织第三方机构独立开展绩效评估,审核和评估结果作为预算安排的重要参考依据。

2)强化绩效目标管理。各地区各部门编制预算时要贯彻落实党中央、国务院各项决策部署,分解细化各项工作要求,结合本地区本部门实际情况,全面设置部门和单位整体绩效目标、政策及项目绩效目标。绩效目标不仅要包括产出、成本,还要包括经济效益、社会效益、生态效益、可持续影响和服务对象满意度等绩效指标。各级财政部门要将绩效目标设置作为预算安排的前置条件,加强绩效目标审核,将绩效目标与预算同步批复下达。

3)做好绩效运行监控。各级政府和各部门各单位对绩效目标实现程度和预算执行进度实行"双监控",发现问题要及时纠正,确保绩效目标如期保质保量实现。各级财政部门建立重大政策、项目绩效跟踪机制,对存在严重问题的政策、项目要暂缓或停止预算拨款,督促及时整改落实。各级财政部门要按照预算绩效管理要求,加强国库现金管理,降低资金运行成本。

4)开展绩效评价和结果应用。通过自评和外部评价相结合的方式,对预算执行情况开展绩效评价。各部门各单位对预算执行情况以及政策、项目实施效果开展绩效自评,评价结果报送本级财政部门。各级财政部门建立重大政策、项目预算绩效评价机制,逐步开展部门整体绩效评价,对下级政府财政运行情况实施综合绩效评价,必要时可以引入第三方机构参与绩效评价。健全绩效评价结果反馈制度和绩效问题整改责任制,加强绩效评价结果应用。

2. 固定资产管理

（1）固定资产的概念:固定资产是医疗卫生机构在提供医疗卫生服务过程中的重要劳动资料。它能够在若干个经营周期中发挥作用,并保持其原有的实物形态;但其价值则由于损耗而逐渐减少。这部分减少的价值以折旧的形式分期转移到医疗服务支出中去,并获得相应的收入补偿。医院的固定资产分四类:房屋及建筑物、专业设备、一般设备、其他固定资产。

（2）固定资产管理特点:投资金额大,资金占用时间长,风险较高。固定资产是医院的主要物质基础。固定资产的数量和技术状况,一定程度标志着医院的物质技术力量。一般来说,固定资产资金数额都比较大,占用资金时间较长,需要经过几年至几十年才能收回,因此固定资产的投资风险较高。医疗卫生机构在对固定资产立项投资时,必须经过严格的审批程序和科学的投资决策。固定资产投资一旦出现失误,会给医院带来重大的经济损失,影响其长远发展。

（3）固定资产管理环节:固定资产管理的范围与其业务流程紧密相关,可以划分为购建、使用和处置三个环节。

1）固定资产购建:医院应建立固定资产购建论证制度,按照规模适度、科学决策的原则,加强立项、预算、调整、审批、执行等环节。固定资产购建要由归口管理部门、使用部门、财务部门、审计监督部门及专业人员等共同参与,确保购建过程公开透明,降低购建成本。通过加强固定资产购建管理,保证投资资金的充分发挥和利用,提高经济效益。固定资产购建主要分为以下两方面。①投资规划:医疗卫生机构要根据业务发展的实际需要和资源条件,对固定资产建设或购置进行可行性、必需性、科学性和实用性的论证研究,编制投资规划并通过集体讨论决策。对于符合政府发展改革部门立项要求的固定资产购建,还要事先进行立项申请。由于固定资产投资往往具有一定风险性,为了防止盲目购建和决策失误所造成的损失,必须进行可行性论证、预算和审批等。②采购执行:医疗卫生机构的采购活动应当严格遵守《中华人民共和国采购法》以及政府采购、部门集中采购的有关规定。在政府采购招标活动中,招标采购单位要认真做好与供应商有利益关系的回避工作,应向参加投标的供应商申明回避制度。固定资产采购由单位指定的采购部门统一采购,其他任何部门不得私自采购。

2）固定资产使用:要制定固定资产专门的操作规程,严格按照操作规程使用;特别是对大型仪器设备应规定专人操作,其他人员未经许可不得操作使用,并且每次开机检查治疗都应有详细记录。另外,为了发挥固定资产最大效用,还应建立固定资产的日常保养、维护和维修制度,建立岗位责任制,保证固定资产正常使用。

3）固定资产处置:要加强固定资产处置管理制度,明确固定资产处置(包括无偿划转、对外捐赠、转让、置换、报废、损失核销等)的标准和程序,建立健全固定资产的清查盘点制度,明确固定资产清查范围、期限和组织程序,按照管理权限逐级审批报批后执行。加强固定资产处置管理,对于提高固定资产的利用率和使用效率,提高管理水平,防止国有资产的流失等具有重大意义。

（4）医院采购管理:医院采购应遵循全过程管理,降低采购风险。

1）建立健全采购管理制度,坚持质量优先、价格合理、阳光操作、严格监管的原则,涵盖采购预算与计划、需求申请与审批、过程管理、验收入库等方面内容。

2）采购业务活动应当实行归口管理,明确归口管理部门和职责,明确各类采购业务的审批权限,履行审批程序,建立采购、资产、医务、医保、财务、内部审计、纪检监察等部门的相互协调和监督制约机制。

3）合理设置采购业务关键岗位,配备关键岗位人员,明确岗位职责权限,确保采购预算编制与审定、采购需求制定与内部审批、招标文件准备与复核、合同签订与验收、采购验收与保管、付款审批与付款执行、采购执行与监督检查等不相容岗位相互分离。

4）医院应当优化采购业务申请、采购文件内部审核、采购组织形式确定、采购方式确定及变更、采购验收、采购资料记录管理、采购信息统计分析等业务工作流程及规范，并加强上述业务工作重点环节的控制。

5）医院应当严格遵守政府采购及药品、耗材和医疗设备等集中采购规定。政府采购项目应当按照规定选择采购方式，执行政府集中采购目录及标准，加强政府采购项目验收管理。

【参 考 文 献】

程薇，赵晓雯.卫生财务管理[M].2版.北京：人民卫生出版社，2023.

（程　薇　赵丽颖）